DE LA

LITHOTOMIE

DANS LES DEUX SEXES.

GENÈVE, DE L'IMPRIMERIE DE J.-J. PASCHOUD.

DE LA
LITHOTOMIE
DANS LES DEUX SEXES,

QUATRIÈME MÉMOIRE

D'André VACCA-BERLINGHIERI,

Professeur de Clinique chirurgicale dans l'Université I. et R. de Pise, Chevalier de l'Ordre du Mérite sous le titre de Saint-Joseph, et Membre de plusieurs Académies célèbres de l'Europe.

TRADUIT DE L'ITALIEN

Par J.-C. MORIN, D. C. P.,

Chirurgien de l'hôpital de Genève, Membre de la Société médico-chirurgicale, et de celle pour l'avancement des arts de cette ville, associé-correspondant de l'Académie des Géorgophiles de Florence.

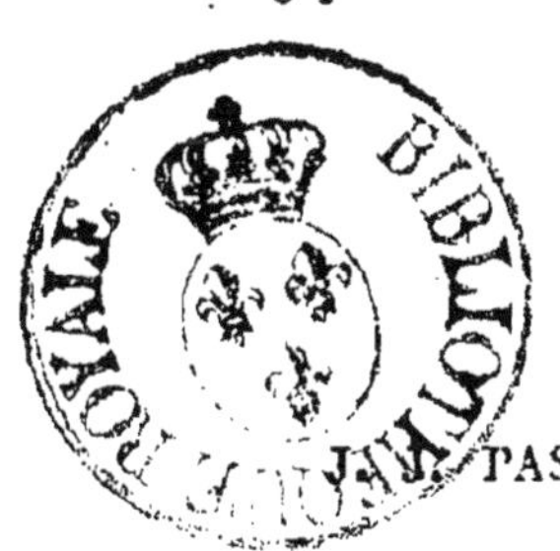

———

GENÈVE,
J.-J. PASCHOUD, IMPRIMEUR-LIBRAIRE.

PARIS,
RUE DE SEIZE, N.º 48.

1826.

AVIS

DU TRADUCTEUR.

JE n'ai pas traduit le troisième mémoire
du professeur Vaccà, sur la taille recto-
vésicale, parce qu'il m'est parvenu dans
un temps où d'autres occupations ne
me permettaient pas de le faire; j'ai su
d'ailleurs qu'un autre l'avait entrepris
plus tard. Il est spécialement destiné à
faire connaître un grand nombre d'opérations toujours exécutées par le procédé
que le professeur a imaginé et soumis au
public dans ses deux premiers fascicules.
On y trouve encore bon nombre d'observations, qui lui ont été communiquées
par divers chirurgiens italiens, entr'autres
les professeurs Giorgi, Cavarra, Regnoli,
Cittadini, Farnese; qui en portent la to-

talité à près de quatre-vingt, et répondent victorieusement aux principaux reproches que quelques hommes célèbres ont faits à ce procédé.

Cependant le professeur Vaccà lui-même n'était pas encore pleinement satisfait; les malades pour lesquels on avait employé la taille recto-vésicale, étaient plus ou moins exposés à rester fistuleux; aussi ne s'est-il point reposé et donne-t-il aujourd'hui au monde chirurgical, la description d'un nouveau procédé opératoire, qui met à l'abri de ce fâcheux accident, tout en conservant, au moins en grande partie, les avantages de l'ancien.

Lorsque l'attention de l'homme de génie est portée sur un sujet, nous voyons presque toujours, ses recherches conconduire à quelque résultat avantageux, voisin de l'objet principal qui l'occupe, et auquel il semblait n'avoir pas pensé d'avance : c'est ce qui est arrivé au professeur Vaccà. Fortement occupé de la lithotomie chez l'homme, il a appliqué à l'autre sexe, les principes qu'il avait déduits des opérations pratiquées sur le premier ; pour extraire des pierres volumineuses de la vessie de celui-ci, il a taillé le bas fond, et il a été conduit par-là, à proposer la même opération pour la femme; opération qui avait été abandonnée pour d'autres plus faciles à exécuter, mais presque toujours suivies d'incontinence d'urine. Il nous indique deux procédés opératoires; l'un et l'autre d'une exécution facile et sûre, qui pourront être exécutés par tout chirurgien un peu attentif, et qui mettront sur la voie, les opérateurs exercés qui désirent seulement avoir devant eux, quelques faits qui les enhardissent.

DE LA LITHOTOMIE

DANS LES DEUX SEXES.

L'HISTOIRE de tous les temps prouve, combien il est difficile de rester impartial et de sang froid dans les écrits polémiques, combien il est difficile de suivre la trace de la vérité sans devenir sectaire; puisqu'il n'y a peut-être jamais eu de découverte utile dont on n'ait nié ou exagéré les avantages, ni d'invention insignifiante ou même nuisible, qui n'ait été ridiculement blâmée ou louée. On pouvait prévoir que le même destin attendait la taille recto-vésicale, méthode qui fera époque dans les annales de l'art, et qui rendrait immortel son auteur, lors même qu'elle devrait tomber, non-seulement à cause des grands avantages que présente ce mode d'opérer, mais encore pour avoir ramené les chirurgiens à l'examen d'une méthode (la taille latérale ou grand appareil latéralisé) généralement adoptée et considérée comme parfaite ; méthode qui nous a été transmise, et qui fut suivie , par les plus grands chirurgiens de l'Europe, sans aucun doute meilleure que celles qui furent connues de l'antiquité, mais bien loin encore du degré de perfection auquel il me semble qu'on peut aspirer.

Dans les écrits polémiques des années passées , on a dit tout ce qui pouvait être allégué pour ou contre la nouvelle méthode, mais pas toujours avec ce calme si rare et cependant si nécessaire dans des discussions de cette nature, qui intéressent de si près le plus grand bien des hommes. Toute discussion ultérieure devenait impossible, parce que les avantages de la taille recto-vésicale , résultants des recherches anatomiques, se montraient clairement aux yeux de ceux qui se bornaient à les examiner sans prévention ; les inconvénients au contraire ne pouvaient être découverts que par la patiente observation des faits, dont on n'avait certainement pas encore un nombre suffisant pour décider sans appel. Dans cet état de choses, les juges impartiaux restaient, peut-être avec raison, dans un certain degré de perplexité.

En effet, il n'était pas nécessaire que l'ex-

périence vînt prouver, que la taille recto-vésicale conduit à la vessie par la voie la plus
brève, au travers de l'espace le plus grand
entre les os, celui qui est le moins silloné
de vaisseaux de moyenne grosseur, en passant le plus loin possible de ceux d'un grand
calibre, en rendant tout épanchement urineux impossible ; parce que ces vérités sont
élémentaires et mises hors de doute par les
connaissances anatomiques. Eviter les hé-
morrhagies (qui ne viennent pas toujours
des gros vaisseaux, mais encore de plus petits), éloigner les cas où l'on ne peut extraire
la pierre par la première incision, et ceux
où les parties molles sont gravement con-
tuses contre les os, rendre dans tous les cas
les épanchements urineux impossibles, c'est
soustraire certainement les malades à plusieurs chances de mort ; ce sont de ces vérités qui ne seront jamais contestées, que
dans ces moments de chaleur, qui ôtent aux
hommes de sens, la faculté de juger saine-
ment (1).

Mais si, d'un côté, ces propositions sont incontestables, on ne pourra, de l'autre, nier

____

(1) Voyez note n.° I.

que l'incision de l'intestin rectum, le passage de l'urine dans sa cavité, l'entrée possible des matières stercorales dans la vessie,
la possibilité de la formation d'une fistule
urineuse dans le rectum, et par là, la prolongation de la maladie, la facilité de la lésion
des conduits éjaculateurs communs; ne soient
des inconvénients plus ou moins graves : et
quoiqu'il semble qu'on ait prouvé par des
observations et des raisons tirées de l'analogie, que ces inconvénients ne balancent pas
les nombreux avantages attachés à cette méthode, la chose restait encore douteuse pour
ceux qui regardent les arguments tirés de
l'analogie comme trompeurs, et qui pen-
sent que les faits ne sont pas encore assez
nombreux, ni assez concordants sur cette
matière. Il fallait donc attendre de nouvelles
observations qui rendissent notre jugement
moins incertain. Cette époque me semble
arrivée, et c'est pourquoi je reprends la plume, non-seulement pour montrer le résultat
de nouvelles opérations, mais plus spécialement pour faire connaître une autre méthode
d'extraire la pierre, qui me paraît réunir
tous les avantages de la taille recto-vésicale,
en évitant ses défauts réels ou supposés.

Aucune observation n'a prouvé jusqu'à présent, qu'il soit résulté des accidents graves ou mortels de la blessure de l'intestin, du passage de l'urine dans ce canal, ni que celui des matières fécales dans la vessie fût sans ressources, accident qui d'ailleurs peut être évité en exécutant avec précision mon procédé opératoire; il n'en est point non plus, qui ait montré avec évidence, qu'il résulte aucun inconvénient de la lésion de l'appareil spermatique (*Voy. la note, n.º* 1).

L'expérience au contraire a fait voir qu'on n'en peut dire autant, de la fistule urinaire dans l'intestin, et de la guérison plus lente. En réunissant les observations des divers chirurgiens, favorables ou opposés à la nouvelle méthode, il résulte clairement, que non-seulement la fistule peut se présenter, mais encore que ce n'est pas un accident très-rare; il résulte encore des mêmes observations, qu'on voit souvent la guérison se faire attendre plus long-temps, qu'à la suite de la taille latérale. Cela me paraît évidemment le résultat des faits, et je pense, quoique écrivain polémique, avoir évité les défauts de ce genre d'écrits, et ne point me trouver ici en contradiction avec ce que j'ai dit ailleurs, puisque partout j'avançais qu'on ne pouvait, avec les observations connues alors, rien fixer de positif sur ces inconvénients (la fistule et la longueur de la guérison) et que les faits seuls, montreraient à l'avenir la vérité.

A présent je reconnais, que, si les partisans et les antagonistes de la taille recto-vésicale, eussent réfléchi à la nature des parties qui sont coupées dans cette méthode, ils auraient peut-être pu déterminer *a priori*, avant d'attendre que l'expérience eût prononcé, que la fistule devait être plus commune, après cette opération qu'après les autres, puisque la petite portion de l'urètre, qui n'est enveloppée ni par la bulbe ni par la prostate, et dont les parois sont si minces, devait rester fistuleuse si le rectum était fendu dans la partie qui lui correspond. Mes observations et celles des praticiens qui ont beaucoup employé cette méthode, montrent que c'est effectivement là que reste la fistule, et que ce point est constamment plus lent à se cicatriser qu'aucun autre.

Il est encore vrai de dire que la plaie de l'intestin, le passage de l'urine dans sa cavité, et celui des excréments dans la vessie, bien qu'ils n'aient jamais évidemment compromis la vie , compliquent l'opération , embarrassent la marche de la guérison, la rendent plus incertaine et plus longue. On ne peut mettre en doute, que la section possible et probable, de l'un des deux conduits éjaculateurs, ne laisse quelque crainte, dans l'esprit des personnes, qui accordent peu de confiance aux arguments tirés de l'analogie, ou aux observations négatives. Il faut donc conclure que, tandis que la taille recto-vésicale présente d'un côté de grands avantages, elle offre de l'autre des défauts réels quoique peu graves (la plaie de l'intestin, le passage de l'urine dans sa cavité), des défauts, non démontrés, pas même probables, mais cependant pas impossibles (les accidents qui naîtraient de la section des conduits éjaculateurs), d'autres graves et hors de doutes (la possibilité de la fistule et la prolongation de la cure).

Dans cet état de choses, le but spécial du chirurgien étant de sauver la vie des malades, lors même qu'il devrait les exposer pour le reste de leurs jours à quelqu'incommodité, la taille recto-vésicale , qui expose moins leur existence que la latérale, devrait lui être toujours préférée. Mais fort heureusement pour

le genre humain, l'opérateur ne sera , je l'espère, plus dans ce douloureux embarras, et
pourra , si je ne me trompe, par la nouvelle
méthode que je propose aujourd'hui , éviter
tous les défauts de cette opération , et pro-
fiter de ses grands et incontestables avantages.

Tous les inconvénients, attachés à la taille
recto-vésicale, proviennent de l'incision de
l'intestin rectum (1) , et de la lésion des conduits éjaculateurs ; tous ses avantages ressor-
tent de la brièveté de la route parcourue, de
l'impossibilité de l'hémorrhagie, et de ce
que l'incision tombe dans le plus grand
écartement des os du bassin. Si donc il
est possible de ne pas inciser l'intestin , d'é-
viter les conduits éjaculateurs communs ,
tout en arrivant à la vessie par une voie
également courte, également dépourvue de
vaisseaux , également située dans le point où
les os présentent le plus grand écartement ;
nous ne perdrons aucun des avantages de la
taille recto-vésicale, et nous ferons cesser
toutes les craintes qu'elle inspire.

Ces principes , sur lesquels il me semble
qu'il ne reste aucun doute, une fois admis ,

____

(1) Voyez la note n.º II.

je dois montrer , comment il est possible, de parvenir à la vessie, par la route la plus ample , la plus courte et la plus sure , sans fendre l'intestin et sans blesser les canaux éjaculateurs communs.

Il me serait très-facile de faire entendre tout ce que j'ai à dire sur ce sujet, à ceux qui ont des idées exactes de la structure et de la connexion des parties sur lesquelles on doit opérer ; mais comme ceux-ci ne sont pas les plus nombreux, j'ai cru nécessaire de donner des planches, pour être plus clair et plus à la portée des chirurgiens, qui sont éloignés des grands hôpitaux et qui ne peuvent pas avoir facilement des cadavres sous les yeux.

La première planche, dans laquelle on a représenté de profil, la vessie, la prostate, l'urètre , l'intestin-rectum , les rapports que ces parties ont entr'elles et avec les os du bassin , le tout exactement copié sur la nature ; fait voir que le col de la vessie peut être incisé dans sa partie postérieure et infé-rieure, sans offenser l'intestin; que la prostate également peut être effleurée , légèrement incisée , coupée profondément et même tout au travers de son diamètre, sans atteindre le rectum, puisqu'il existe un tissu cellulaire lâche, interposé entre ces parties. On voit encore, qu'il reste un grand espace entre l'intestin et la partie membraneuse de l'urètre, entre le rectum et le bulbe ; et en un mot, que toutes les parties indiquées des voies urinaires, peuvent être incisées sans offenser l'intestin.

Le col de la vessie , la prostate , la portion membraneuse de l'urètre et son bulbe fendus, une incision plus ou moins grande faite aux téguments , dans le tissu cellulaire et aux muscles du périnée ; on obtient une ouverture, en apparence aussi grande, que celle qui peut résulter de quelque procédé opératoire qu'on emploie, pour exécuter la taille latéralisée, et en réalité beaucoup plus vaste. En effet, l'extrémité postérieure de l'incision tombant dans le tissu cellulaire, qui revêt la partie antérieure de l'intestin , est au-devant d'un canal vide, dont les parois n'offrent aucune résistance, se rapprochent sans fatigue et sans souffrir aucune distension. La paroi antérieure de ce canal s'applique contre la postérieure , et se laisse ensuite pousser avec elle vers les os sacrum et coccix, lors du passage des grosses pierres dans l'incision, comme lorsque la tête du fœtus traverse le bassin.

Il résulte clairement de ce mécanisme, qu'il est de la plus grande importance, que l'incision tombe sur la paroi inférieure et postérieure de l'urètre, et non sur la latérale, afin qu'elle corresponde exactement, à la face antérieure de l'intestin et non à ses côtés.

Le rapprochement des parois de l'intestin, non-seulement, permet l'ampliation de la plaie, mais encore la laisse se porter en arrière, de manière que son centre occupe presque, l'emplacement du rectum, entre les tubérosités de l'ischion, précisément dans le plus grand écartement des os. L'incision tombant sur le rafé, et divisant le périnée longitudinalement, la plaie est éloignée des gros vaisseaux, comme dans la taille recto-vésicale, et n'expose point à les diviser, non plus que leurs branches, si ce n'est dans leurs dernières ramifications; seulement la division du bulbe, peut donner lieu à une transudation sanguine, plus ou moins abondante. Enfin l'incision commençant à la marge de l'anus, qui est le point le plus déprimé du périnée, ne fait pas perdre le précieux avantage, d'arriver à la vessie par la voie la plus courte.

La seconde planche montre à ceux qui,

de bonne foi, craignent les conséquences de la possibilité d'une lésion des conduits éjaculateurs communs, comment on peut l'éviter avec facilité et sureté, sans renoncer aux avantages dont nous venons de parler. Ces conduits, comme chacun le sait, et comme on peut le voir dans la planche II, fig. 1 et 2, s'ouvrent sur les côtés du *verum montanum*, et cheminent parallèlement l'un à l'autre, jusqu'à ce que chacun d'eux se divise en deux rameaux, dont l'un se perd dans le conduit déférent, et l'autre dans la vésicule correspondante; toute l'humeur contenue et séparée par ces poches, passe par les petits conduits qui leur appartiennent, et qui servent encore à leur transmettre le sperme, qui vient des canaux déférents ; celui qui se rencontre dans ces conduits, passe directement, et vient se réunir dans le conduit éjaculateur commun, qui les porte ensemble dans l'urètre.

Passer entre les deux conduits communs très-rapprochés, quoique possible, est une chose très-difficile, et je n'ai jamais attaqué cette vérité ; mais l'espace qui est sur les côtés de ces canaux est grand, l'on peut très-facilement y porter l'incision, sans sortir de la paroi inférieure et postérieure de l'urètre, et les éviter ainsi. On me dira peut-être, qu'en prolongeant trop l'incision et dépassant le bord postérieur de la prostate, on pourra offenser une des vésicules séminales. Je répondrai que, si, par impéritie ou par toute autre raison, ce malheur arrivait, la plaie de la vésicule ne pourrait certainement entraîner aucun inconvénient. En effet, elle n'est qu'un réservoir du sperme ; en supposant la réunion de cette plaie impossible, supposition qui n'a aucun fondement, il en résulterait la perte de l'un des quatre réservoirs, et il en resterait trois avec leurs conduits intacts. Cette observation calmera, je l'espère, les consciences timorées, qui ont, avec raison, à cœur les importantes fonctions de la génération.

L'incision de l'urètre, sur les côtés de la paroi postérieure et inférieure, ne change rien à l'état des choses, et la méthode ne perd aucun de ses avantages, parce que la plaie correspond toujours, par son côté inférieur, à la face antérieure de l'intestin.

Il est ainsi démontré, qu'on peut extraire la pierre de la vessie, sans ouvrir l'intestin, sans courir le danger de léser les canaux éjaculateurs communs, en conservant tous

les avantages de la taille recto‑vésicale :
reste à voir comment on peut faire tout cela,
si le procédé opératoire présente de la fa‑
cilité et de la sureté, et s'il est à la portée
de tout médiocre chirurgien.

Les instruments nécessaires, pour exécu‑
ter la nouvelle méthode, sont, un bistouri or‑
dinaire droit, un couteau droit, dont on
peut voir la figure table I, fig. 2. Il est très‑
étroit dans toute sa longueur, monté sur un
manche fixe, et présente, au lieu d'une pointe,
une languette très‑lisse, ni piquante, ni cou‑
pante, longue d'environ deux lignes, capable
de parcourir facilement la canelure du ca‑
théter. A ces instruments, on ajoute un ca‑
théter, qui diffère peu de l'ordinaire (voy.
pl. I, fig. 3); celui‑ci même peut servir ;
les tenettes, les curettes etc. , comme dans
les autres méthodes d'extraire la pierre.

Le malade, auquel on a vidé l'intestin
rectum, au moyen du lavement accoutumé,
est fixé par les moyens ordinaires, dans la po‑
sition indiquée pour la taille recto‑vésicale ;
les aides sont disposés de la même manière.
L'opérateur, après avoir introduit le cathéter,
le donne à tenir à un aide intelligent, comme
dans la taille recto‑vésicale, puis debout ou

assis , suivant ses habitudes , devant le malade , il prend de la main droite le bistouri ,
comme pour inciser de dehors en dedans ;
avec la gauche il tend les téguments du périnée, près de la marge de l'anus, appliquant
le pouce à droite , l'index à gauche , en observant bien, de ne pas trop soulever le scrotum avec cette main, et de ne pas tirer les téguments du périnée vers lui. S'il manque à ce
précepte, il surviendra facilement, de l'échy-
mose au scrotum , et peut-être même l'in-
filtration urineuse de cette partie aura-t-
elle lieu, comme cela arrivait souvent après le
grand appareil. La peau doit être tendue
entre un ischion et l'autre , et non du coccix
au pubis, parce que l'opération terminée, lorsqu'on laisse aux parties la faculté de reprendre leur position ordinaire, les angles de l'incision externe se rapprochent un peu , et
l'angle antérieur de la plaie de l'urètre et
du bulbe, qui ne peut changer de position,
reste couvert par les téguments ; ainsi l'é-
panchement du sang et de l'urine devient facile, dans le tissu cellulaire lâche et mou
du scrotum.

Les choses ainsi disposées, l'opérateur, ar-
mé du bistouri, fait une incision qui com-

mence précisément à la marge de l'anus,
sans cependant entamer du tout cette marge,
et qui de là s'avance vers le scrotum en divisant longitudinalement le rafé. Cette incision,
longue d'un pouce à vingt lignes, doit pénétrer franchement au travers des téguments, et
couper du sphincter externe de l'anus, les
seules fibres qui s'étendent triangulairement
dans le périnée, le muscle bulbo caverneux et
le bulbe lui-même de l'urètre. Alors il va
avec le doigt indicateur de la main gauche
chercher la cannelure du cathéter, à travers
les parois de l'urètre, vers l'angle antérieur
de la plaie ; lorsqu'elle est retrouvée, l'ongle
du doigt sert à guider jusqu'à elle le bistouri
droit, que l'opérateur tient comme une plume
à écrire, et avec lequel il divise les parois
de l'urètre, dans tout l'espace qui correspond
à l'incision externe, rien de plus.

Cela fait, le chirurgien pose le bistouri, et
prend à la place, le couteau qu'il tient de la
même manière ; il en introduit la languette
dans la cannelure du cathéter , vers l'angle
postérieur de l'incision de l'urètre ; il prend
alors avec la main gauche, le manche du cathéter qui jusque là avait été confié à un aide
(s'il le veut cependant, il peut le lui laisser

entre les mains sans inconvénient), et au lieu
de le pousser en bas contre le périnée, comme
il l'avait été jusqu'alors, dans l'intention de
le faire saillir dans le lieu où devait tomber
l'incision externe ; il le tire en haut, le fixe
contre la symphise du pubis, et en l'inclinant
légèrement vers soi, plonge le couteau dans
la vessie un peu obliquement de bas en haut,
en s'écartant très-peu de la ligne horizontale
et en suivant la direction du cathéter.

Après avoir pénétré ainsi, environ un
pouce dans la vessie, et sans déranger rien à
la position du guide, l'opérateur soulève le
manche du couteau, de manière à le rapprocher du scrotum. Au moyen de ce mouvement, le dos du couteau étant appuyé dans
la cannelure du cathéter, son extrémité qui
est dans la vessie s'en sépare, son tranchant
pénètre dans le col de cet organe et dans la
prostate ; en retirant ensuite le couteau dans
cette direction, la main termine non-seulement l'incision de ces parties, plus ou moins
profondément suivant la volonté de l'opérateur ; mais encore celle de la partie membraneuse de l'urètre et du tissu cellulaire qui l'en-
vironne, parties qui étaient probablement
restées intactes ou à peine incisées dans l'introduction du couteau.

L'ouverture terminée ainsi , le chirurgien confie de nouveau le cathéter à l'aide , introduit l'indicateur de la main gauche dans la plaie , et , guidé par cet instrument, pénètre dans la vessie ; on le retire, et le doigt resté libre sert à juger de l'étendne de l'incision de la prostate et du col de la vessie. S'il la trouve proportionnée à l'idée qu'il s'est faite de la grosseur de la pierre , ou à celle plus sûre qu'il peut alors s'en former , il introduit sur son doigt , en suivant les règles ordinaires, les tenettes, et retire le calcul. S'il ne trouve pas l'incision assez grande , le couteau à languette conduit sur le doigt lui donne la facilité de l'agrandir à volonté. Dans l'extraction de la pierre, il faut toujours la faire passer , plutôt entre les tubérosités qu'entre les branches de l'ischion, et, si rien ne s'y oppose, tourner la tenette de manière, que les cuillers regardent plutôt les angles que les côtés de la plaie. On garantira ainsi, la superficie interne de l'urètre et la paroi de l'intestin de l'action des aspérités du calcul. L'extraction terminée, on lavera la vessie avec les injections accoutumées , et on portera le malade dans son lit sans aucun pansement, en observant les mêmes règles que l'on suit dans toutes les autres méthodes.

Voilà le procédé opératoire que je propose à ceux qui, comme moi, n'ont pu craindre les tristes conséquences, de la lésion possible des conduits éjaculateurs communs. Mais pour ceux qui n'ont pas la même manière de voir, lorsqu'ils auront exécuté la première partie de l'opération, ainsi qu'elle vient d'être décrite, lorsqu'ils prendront, des mains de l'aide, le cathéter pour l'appuyer contre le pubis, au lieu de le tenir de sorte que la cannelure corresponde exactement à la partie moyenne de la paroi inférieure et postérieure de l'urètre, ils inclineront le manche un peu à droite, et feront que la partie moyenne de sa cannelure corresponde également, à la face postérieure et inférieure de ce canal, mais sur le côté gauche de la ligne moyenne, ils auront encore le soin de donner la même direction au couteau, tant en entrant qu'en sortant.

En examinant avec attention ce procédé opératoire, il me parraît réunir la facilité à la sûreté. Rien n'est plus facile que de retrouver le sillon du cathéter à l'angle antérieur de la plaie, dans cette partie où l'urètre est très-superficiel. Cette cannelure trouvée, il ne se présente aucune difficulté pour y pé-

nétrer avec la languette du couteau. Ayant
parcouru la portion de la cannelure qui correspond à l'incision de l'urètre , et qui est
sous nos yeux ; la languette pénètre entre
le cathéter et les parois de l'urètre membraneux , sans les inciser, ainsi le couteau étroit
poussé en avant par la main du chirurgien ,
guidé par la cannelure du cathéter, et sa languette qui ne peut l'abandonner, entre certainement dans la vessie , encore même que la
main de l'opérateur serait mal affermie ou
peu expérimentée , ou, que l'indocilité du
malade le porterait à faire quelques mouvements. Comment pourrait-il en être autrement ? le cathéter empêche l'instrument de
s'en écarter en haut et sur les côtés, la paroi
postérieure et inférieure de l'urètre le retient
en-dessous. La languette ne piquant ni ne
coupant, doit nécessairement parcourir le canal existant, dilaté par la présence du cathéter,
et les fausses routes deviennent impossibles.

Une fois arrivé avec sécurité dans la vessie,
nous n'avons rien à craindre pour les parois
de cet organe , d'un instrument qui ne coupe
ni ne pique à son extrémité, (sécurité qui
n'est pas la même dans les autres méthodes),
lors même que le chirurgien, par impéritie

ou inattention , pénétrerait trop avant dans
sa cavité. Les avantages de la languette ne
se bornent pas là. En élevant le manche de
l'instrument pour le retirer de la vessie , si
elle n'existait pas, on pourrait dans quelques
cas toucher avec la pointe du couteau le bas
fond de cet organe : si le chirurgien jugeait
convenable, de ne pas se contenter d'inciser
superficiellement, mais de couper profondément la prostate , il pourrait arriver que
la pointe de l'instrument atteignît l'intestin
rectum, qui risquerait encore d'être offensé
en retirant le couteau lorsqu'on incise l'urètre membraneux et le tissu cellulaire interposé entre eux. Non-seulement la languette
éloigne ces dangers, mais elle les rend impossibles, puisqu'elle ne peut que glisser sur
la paroi antérieure de l'intestin , lors même
qu'on veut faire une très-grande incision.

Le conseil que j'ai donné , de ne pas retirer le cathéter aussitôt que l'incision est accomplie, paraîtra peut-être superflu à plusieurs opérateurs, mais il a deux objets
très-importants ; premièrement, d'éloigner
la prostate et l'urètre de l'intestin rectum,
en les portant vers le pubis ; secondement,
de les fixer dans cette position, pendant l'ac-

tion du couteau, et ceci est fort important,
puisque c'est un axiome en chirurgie, que les
parties, pour être nettement et facilement coupées, doivent être tendues, pour ne pas obéir
au taillant des instrumens qui tendent à les
éloigner de leur position. Un autre avantage
notable qui résulte du séjour du cathéter
dans l'urètre, est de trouver en lui un guide
pour le doigt qui pénétrera dans la vessie.
Je sais bien que les chirurgiens exercés n'ont
pas besoin de ce moyen, pour ne pas
faire de fausses routes; mais ainsi, les opérateurs les moins habiles peuvent éviter des
erreurs aussi graves et aussi funestes, qui
conduisent souvent les malades au tombeau.

Le doigt introduit dans la vessie, l'instrument devient absolument inutile et même
incommode ; il est de la plus grande importance de se rappeler, que le doigt est préfé-
rable à tout autre guide ; non-seulement
parce qu'il est, le moyen le plus sûr de conduire les tenettes, mais particulièrement le plus
propre à faire juger le volume et la forme
de la pierre, ainsi que la largeur de l'ouverture
qu'elle doit traverser; ceci est un des grands
avantages que la méthode, que j'indique, par-
tage avec la taille recto-vésicale, puisqu'on ne

peut juger autrement des proportions qui existent entre l'incision et la pierre. Il me semble impossible que des hommes, d'ailleurs très-habiles, aient pu croire, que la plaie correspondrait toujours avec exactitude à l'amplitude de leur couteau, et qu'ils se soient appliqués à imaginer des bistouris cachés, des cystotomes, des gorgerets gradués, etc. La plus ou moins grande tension des parties qu'on coupe, leur plus ou moins grande tenacité, la finesse plus ou moins grande du tranchant des instruments, la manière dont ils sont conduits, influent sur l'étendue de l'incision et rendent nos calculs vains. Ces vérités ont été souvent exposées avec une grande précision.

Si je compare le procédé opératoire de cette méthode, avec celui par lequel on exécute la taille recto-vésicale, je trouve celui-ci plus simple, et celui-là plus facile et plus sûr. Plus facile, parce que la recherche de la cannelure du cathéter, là, où l'urètre est le plus superficiel, présente moins de difficulté; plus sûr, parce que la languette du couteau, rend impossible sa sortie du chemin qu'il doit suivre, et partant toute fausse route. La pointe du bistouri ordinaire peut, s'il n'est pas bien dirigé dans la taille recto-vésicale ; abandonner son guide et se perdre dans le tissu cellulaire voisin. La crainte de sortir de la cannelure du cathéter, avec la pointe du bistouri, peut faire baisser un peu trop la main qui le conduit, causer ainsi une augmentation de la première incision de l'intestin, et diminuer par là, la valvule si nécessaire pour empêcher le passage des matières stercoraires dans la vessie ; écueil contre lequel ont donné plusieurs chirurgiens qui ont pratiqué la taille recto-vésicale. L'incision profonde de la prostate, se fait beaucoup plus facilement avec le bistouri à languette qu'avec le bistouri ordinaire, avec lequel il n'est pas impossible de blesser l'intestin, vis-à-vis cette glande, si l'on veut faire l'incision très-grande et qu'elle la divise en entier. Le procédé opératoire de la taille recto-vésicale est plus simple, parce que un bistouri ordinaire suffit pour exécuter toute l'opération ; mais on peut bien renoncer à ce petit avantage, pour obtenir plus de facilité et de sûreté.

En confrontant mon procédé opératoire avec ceux par lesquels on exécute la taille latérale, ou le grand appareil latéralisé ; je le trouve en tout point plus facile et plus sûr.

En effet, dans la plupart on fait l'incision de l'urètre, du col et de la prostate en entrant dans la vessie, et dans tous , si on en excepte celui de Pierre Tarin (1), (que le prof. Atti a cru le sien), les instruments peuvent, s'ils ne sont dirrigés par une main trés-habile , faire une fause route. Le petit nombre de procédés, dans lesquels on taille ces parties en sortant de la vessie, font certainement éviter les fausses routes, mais ils se pratiquent avec des instruments compliqués, et à cet inconvénient, à la vérité peu grave, il faut ajouter que leur emploi exige plus d'habileté que notre couteau à languette. Prenons pour exemple le lithotome caché de frère Côme , le plus parfait de tous les instruments de cette nature. Lorsqu'il est ouvert dans la vessie, si le chirurgien élève un peu trop la main, il peut blesser avec sa pointe le bas fond de cet organe, et si en le retirant il ne le maintient pas avec une grande précision , dans le milieu de l'espace qui sépare l'anus de la tubérosité de l'ischion , il peut facilement atteindre l'intestin ou la honteuse.

———————————————————————

(1) Voy. Bertrandi, Traité des opérations de chirurgie, pag. 544.

Après avoir ainsi fait sentir la supériorité de la nouvelle méthode, sur la taille recto-vésicale et sur l'appareil latéralisé, il me reste à examiner s'il peut être confronté avec un nouveau procédé, qui a été depuis peu annoncé au monde chirurgical, et qui est le fruit des méditations et de la pratique étendue d'un illustre professeur, le baron Dupuytren. Ce célèbre chirurgien, dont les malades opérés par la taille recto-vésicale, sont toujours restés fistuleux lorsqu'ils ne sont pas morts(1), ne pouvait être satisfait d'un pareil mode d'opérer ; mais ne pouvant pas s'en dissimuler les avantages, il chercha à lui en substituer un, qui les conservât en éloignant tous ses défauts.

Cette méthode, que je connais seulement par quelques articles des journaux français et par quelques notes peu détaillées, que le professeur Breschet a eu la complaisance de me communiquer par lettre, est la suivante.

On fait avec un bistouri une incision semi-lunaire au périnée, à la distance de huit ou neuf lignes de l'anus, la concavité tournée

____

(1) Voyez note I.

vers lui et la convexité contre le scrotum ;
l'urètre est ouvert avec le même instrument,
dans la partie moyenne de la première incision. Dans cette ouverture de l'urètre on
introduit un bistouri caché, qui diffère de
celui de frère Côme, parce qu'il a deux
lames au lieu d'une, et parce que ces deux
lames, au lieu d'être droites, ou légèrement
convexes sur le tranchant, sont légèrement
courbées sur le plat, avec la gaine qui les
cache. Il diffère encore du lithotome caché
par le mécanisme de la graduation de son
ouverture, mais ceci n'influe en rien dans
l'opération.

Ce bistouri introduit dans la cannelure du
cathéter, qui n'est point terminé par un
cul de sac; est poussé dans la vessie, le
cathéter est ensuite retiré, et le couteau caché
est placé de telle sorte, que sa concavité est
tournée vers le rectum et sa convexité sous
le pubis; on fait sortir les lames de leur gaine,
et en retirant l'instrument hors de la vessie,
son col, la prostate et l'urètre sont incisés,
dans la direction de l'ouverture externe.

En examinant théoriquement cette méthode, on voit au premier coup-d'œil, qu'on
évite avec elle la lésion de l'intestin et des

conduits éjaculateurs, et qu'on éloigne ainsi tous les inconvénients reprochés à la taille recto-vésicale, mais ses avantages ne se retrouvent point, à ce qu'il me semble.

La distance de l'incision à l'anus, quoique de peu de lignes, allonge le trajet de la plaie, n'y ayant aucun point du périnée plus voisin de la vessie, en passant par l'urètre, que celui qui correspond à la partie antérieure du sphincter de l'anus. Les deux angles de l'incision, en tombant sur les côtés de l'intestin rectum, s'éloignent de la ligne médiane du corps, et n'ont pas dans tous les cas l'avantage d'éviter les vaisseaux. Il est vrai que la transverse du périnée est rarement blessée dans cette méthode, parce que le plus souvent l'incision tombe au-dessous d'elle, mais l'artère hémorrhoïdale inférieure, et quelquefois la moyenne et la superficielle du périnée, peuvent être touchées.

La double incision du col de la vessie ne me semble présenter aucun avantage, et au contraire un inconvénient évident. La prostate forme un anneau autour du col de la vessie et de l'urètre, qui, après les os, est la partie qui offre la plus grande

difficulté à l'extraction des grosses pierres ;
la chose ne peut être autrement à cause de
la résistance et de la ténacité du tissu de
cette glande. Il suffit que cet anneau soit
coupé tout au travers, dans un seul point,
pour qu'il n'offre plus de difficulté à la sortie
des calculs volumineux. Mais la principale
grosseur des lobes de la prostate étant sur
les côtés, et l'incision tombant obliquement
sur eux, elle n'est entièrement divisée par
ce procédé en aucun point, à moins que
l'incision ne soit très-grande ; et offre par
là, une plus ou moins grande résistance. Si
l'on veut monter l'instrument au seizième
degré pour fendre entièrement la prostate,
on risque de dépasser les limites de cet organe, précisément dans le point où il est
entouré d'un plexus veineux très-riche, capable aussi de donner une abondante hémorrhagie (1). Je ferai en outre observer
que l'incision en tombant sur les côtés de
la prostate, laisse l'ouverture entre les
branches du pubis et non entre les tubérosités de l'ischion, où l'espace est le plus

---

(1) Voy. le troisième cahier de la grande anatomie
de Mascagni.

grand, et où les grosses pierres trouvent
une route plus large pour passer.

Les deux angles de l'incision externe ve-
nant se terminer sur les côtés de l'intestin, et non sur sa face antérieure, on perd
en grande partie l'avantage que nous avons
noté, de porter l'une contre l'autre les parois
antérieure et postérieure du rectum, pendant
l'extraction de la pierre. Enfin il me semble que l'instrument du professeur Dupuytren
étant compliqué, ne mérite pas la préfé-
rence sur un simple couteau, qui donne la
même facilité et la même sûreté.

Les raisonnements qui sont basés sur des
vérités anatomiques, ou mécaniques incontestables, ou déjà confirmées par l'expérience, n'ont pas besoin de l'appui de nouvelles preuves, ni d'observations ultérieures.
Est-il besoin de faits nouveaux pour prouver,
qu'en ne divisant pas l'intestin, il ne peut y
avoir de fistule dans le rectum, ni survenir d'autres accidents qui soient la consé-
quence de sa blessure ? Qu'en ne coupant
pas les conduits éjaculateurs communs on
évite les maux, qu'à tort ou à droit, on
croit pouvoir dériver de leur division ? Que
diviser les plus petites branches des vaisseaux

plutôt que les troncs, d'où ils tirent leur ori-
gine, fait perdre moins de sang ? Que se
rapprocher moins des artères, expose moins
à les blesser ? Que les routes les plus larges
sont les plus propres au passage des corps
volumineux ? Qu'une plaie peut acquérir de
l'amplitude si une de ses parois est suscep-
tible de céder largement ? Que l'extrémité
d'un couteau qui ne pique ni ne coupe, ne
peut couper ni piquer ? Cependant, comme
dans une question aussi importante, rien de
ce qui peut porter une parfaite conviction
dans l'âme, ne doit être négligé, je rappor-
terai en preuve de ces vérités, les expériences que j'ai faites sur le cadavre, avant
d'exécuter l'opération sur le vivant, et le
résultat des opérations pratiquées les derniers six mois, dans mon hôpital public.

Je retirai, avec une grande facilité, sur
un cadavre de moyenne stature, après avoir
incisé les parties par la méthode décrite,
une pierre qui avait vingt-huit lignes dans
son grand diamètre, vingt-trois dans le moyen
et onze dans le plus petit. La pierre avait
été chargée de la meilleure manière possible
(chose qui n'est malheureusement pas toujours facile sur le vivant), c'est-à-dire par

le petit diamètre , de manière que, les extrémités du moyen étaient tournées vers les
angles de la plaie , celles du petit dans les
faces concaves des cuillers de la tenette , et
le grand regardait par l'une de ses extrémités, la réunion des branches de la tenette,
tandis que l'autre ressortait de l'extrémité
de l'instrument.

La même pierre, sur un cadavre à peu
près de la même stature , fut chargée exprès , de manière que les extrémités du
grand diamètre correspondissent à la surface concave des cuillers. L'écartement des
manches de la tenette parut énorme , cependant l'extraction fut tentée , en tournant
une des cuillers vers le pubis et l'autre vers
le coccix. En faisant des mouvements alter-
natifs de haut en bas et de bas en haut,
vers le pubis et vers le coccix, la pierre put
sortir , mais son extraction fut pénible.

On retira la même pierre d'un autre cadavre en la saisissant de la même manière,
mais en dirigeant les branches de la tenette
autrement , c'est-à-dire contre les tubérosités ischiatiques. La pierre put encore sortir
ainsi, avec les mêmes efforts. Cette opération ayant été faite , par l'incision de la

partie moyenne de l'urètre , on trouva à l'examen des organes , le canal éjaculateur commun gauche coupé, la prostate entièrement divisée, et l'intestin intact vis-à-vis d'elle ; l'incision faite par le couteau était très-fatiguée , et élargie par l'énorme pierre qui y avait passé.

Après ces expériences , ayant dans les mains le bistouri caché du baron Dupuytren, je fis avec lui l'opération sur un autre cadavre d'adulte , tout-à-fait semblable pour la stature. Je vis premièrement, que la facilité avec laquelle sa méthode s'exécute, ne laisse rien à désirer ; que les petites pierres, et celles d'un volume médiocre , s'extraient très-facilement, comme dans la plupart des procédés opératoires de l'appareil latéralisé , et même mieux ; mais lorsque je voulus extraire une pierre, non pas aussi grosse que celle que j'avais retirée avec ma méthode ; mais qui avait seulement, vingt-six lignes dans le grand diamètre, sept dans le petit, et dix - sept dans le moyen , elle ne put sortir en tournant les cuillers vers les ischions ; et ce ne fut qu'avec peine qu'elle put passer lorsque les branches de la tenette furent tournées, l'une vers le coccix, et l'autre sous le pubis.   3

La taille latérale, ou le grand appareil latéralisé, fut exécuté sur un autre cadavre avec le bistouri caché de frère Côme. L'incision externe eut vingt-deux lignes d'étendue, et le lithotome fut monté à treize degrés. L'incision terminée, la pierre qui était sortie avec beaucoup de peine par la méthode de Dupuytren, prise également dans le sens le moins favorable, ne passa point dans la taille latérale.

La sixième expérience fut faite sur un cadavre féminin. Dans ce cas j'exécutai le haut appareil. La grosse pierre qui avait servi dans mes premières expériences, fut introduite dans la vessie, et également chargée par le grand diamètre; l'extraction réussit, mais avec autant de peine que j'en avais éprouvé avec ma méthode ; à l'examen des parties blessées elles furent trouvées, comme à l'ordinaire, extrêmement malmenées par le passage de ce corps étranger.

De tout ceci il faut conclure que les très-grosses pierres ne peuvent s'extraire que par le haut appareil, la taille recto-vésicale, ou avec ma méthode ; mais qu'avec toutes, l'extraction doit être très-dangereuse, de manière que la rupture de la pierre ne doit pas, dans ces cas, être regardée comme une infortune.

OBSERVATION I.

David Giacopello de Lerici, âgé de 63 ans, d'une constitution saine et robuste, capitaine de félouque, vécut toujours en bonne santé, malgré l'irrégularité de la vie de marin, et l'abus des liqueurs spiritueuses ; ce fut seulement dans les derniers mois passés qu'il fut attaqué d'une maladie des voies urinaires, dont il n'avait pu se guérir, malgré divers remèdes qu'il avait employés ; il vint à Pise pour consulter le professeur Vaccà, qui rencontra une pierre en le sondant, et le décida à se soumettre à l'opération, n'y ayant aucune complication à la maladie.

Le 21 Juillet, à sept heures du matin, cinq jours après son entrée dans l'hôpital, il fut opéré, après les précautions d'usage, par le nouveau procédé imaginé par notre maître, qui l'exécutait pour la première fois sur le vivant. L'incision fut faite avec la plus grande facilité ; il coula peu de sang de la blessure et la pierre fut imédiatement trouvée et chargée. Elle se trouva être de ces calculs très-rares, composés d'un nombre infini de graviers réunis par un gluten très-dense, qui ne présentent point la structure lamel-

leuse ordinaire, et sont en même temps très-
mous. Les graviers se séparèrent sous la moindre pression de la tenette, et il fallut les extraire en réintroduisant fréquemment la pince et
la curette, et en faisant de nombreuses injections. Outre ce calcul, il en existait un autre
plus solide, qui fut très-facilement extrait.

Le malade remis au lit, il fut saigné, ayant
égard à la constitution très-forte et surtout
à son genre de vie antérieur ; on lui prescrivit de l'eau fraîche pour boisson. Il s'écoula
de l'urine sanguinolente d'une couleur obs-
cure, pendant quelques heures, ni plaie
et par la verge. Il ne survint ni fièvre,
ni météorisme, ni douleurs fortes ; mais le
malade était tellement épouvanté, que, peu
après l'opération, il criait qu'il mourait ; il
prit un mauvais aspect, et ne se tranquillisa
que lorsque le professeur l'eut rassuré, en le
persuadant qu'il ne mourrait pas. Il s'endormit et se réveilla dans la soirée, avec un
peu de fièvre, et une légère douleur à la région de la vessie, pour laquelle on lui appliqua quelques sangsues.

Le jour suivant la fièvre existait à peine ;
la plus forte pression sur la vessie n'était
pas douloureuse. Diète, boisson aqueuse,

fomentations ; les urines passent toutes par la plaie.

Le troisième jour, la fièvre a cessé pour ne plus reparaître, ni aucun autre accident.

Les urines passèrent par la plaie jusqu'au seizième jour, qu'elles commencèrent à reprendre leur route naturelle. La plaie fut touchée avec le nitrate d'argent fondu, et les urines cessèrent complètement d'y passer le vingt-quatrième jour.

Le huitième, on avait accordé au malade quelques alimens, et il était debout dans l'hôpital.

Le trente-cinquième, il retourna chez lui entièrement guéri.

Il faut noter que le professeur, n'ayant pas fait une attention suffisante, de ne pas tendre les tégumens du coccix vers le pubis pendant l'opération, il survint au scrotum une légère ecchymose, qui se dissipa promptement sans causer aucun accident.

Doct. Menocci.

OBSERVATION II.

Pierre Toccafondi de Regoli, d'une constitution robuste et pléthorique, laboureur, âgé de 45 ans, fut reçu à l'hôpital le 20 Août 1825, pour subir l'opération de la pierre, on avait senti le calcul avec la sonde. Ses urines étaient bonnes, et il n'y avait pas de signe de complication.

Le 25 du même mois, il fut opéré par la nouvelle méthode ; dans les cinq jours qui avaient précédé l'opération, on ne lui avait prescrit d'autres remèdes que la diète, les boissons aqueuses abondantes, des bains tièdes , un purgatif huileux la veille de l'o-pération, et un lavement une heure aupavant.

L'incision fut, comme à l'ordinaire, très-facile ; elle donna très-peu de sang , mais un peu plus qu'il n'en coule ordinairement de la taille recto-vésicale. Les tenettes introduites dans la vessie , la pierre qui était extrêmement aplatie et large comme une piastre, ne put pas être facilement chargée, et deux fois elle échappa des pinces. La troisième fois, en la serrant un peu plus, pour ne la pas abandonner de nouveau , elle se rompit. Ces raisons rendirent l'opération un peu longue, sans cependant qu'elle fut laborieuse, la plaie ne fut pas malmenée. On injecta, comme à l'ordinaire, de l'eau dans la vessie avant de remettre le malade au lit.

Le peu de sang qui avait coulé, et l'extrême force de l'individu, firent penser qu'il
était nécessaire de lui tirer du sang par pré-
caution, et il fut saigné au bras. La diète sévère, les boissons aqueuses froides, quinze
gouttes de laudanum, furent prescrites, ce
dernier pour calmer la forte cuisson de la
plaie; ces prescriptions produisirent un très-
bon effet. Dans la journée, il se développa
de la fièvre, mais très-légère, ainsi qu'un
peu de douleur à la vessie. On prescrivit
quelques sangsues à la région hypogastrique
et quelques fomentations sur le même endroit. Tard dans la soirée, sans qu'il fût rien
survenu de nouveau, mais seulement à cause
de la vigueur extraordinaire du malade, on
lui tira encore du sang du bras.

Le lendemain matin, il était dans un état
très-satisfaisant, avec une fièvre très-légère;
le ventre à peine sensible dans la région hypogastrique.

Le troisième jour ne présenta rien de par-
ticulier; et on arriva ainsi au cinquième.

Vers le soir de celui-ci, le malade se plaignit de quelque douleur aux aines, où l'on
appliqua quelques sangsues.

Le jour suivant, on lui donna un clystère,

parce qu'il n'avait pas été du corps depuis
l'opération ; il produisit l'évacuation de beaucoup de matières fécales avec un grand soulagement. Il y avait cependant un peu de
fièvre vers le soir, et les urines passaient
toutes par la plaie ; le ventre était dans un
état très-satisfaisant. On arriva ainsi au quatorzième jour, que l'urine commença à reprendre sa route naturelle par la verge.
On toucha la plaie avec la pierre infernale ;
on permit au malade de se lever, et on
lui augmenta les alimens.

Le dix-huitième jour les urines passaient
entièrement par la verge ; le malade était
très-bien.

Il fallut encore neuf jours pour compléter
la réunion des lèvres de la plaie extérieure, et
le 20 Septembre le malade quitta l'hôpital
parfaitement guéri.

Doct. Menocci.

Observation III.

Ange Riccioni de Sainte-Croix, d'une constitution robuste, né de parens sains, jouit
d'une santé parfaite jusqu'à l'âge de trois ans.
A cette époque il lui survint la pierre dans

la vessie ; un an après il vint à l'hôpital, et y fut soumis à l'opération.

Quelques bains tièdes , un léger purgatif et le lavement ordinaire, drécédèrent l'opération, qui fut exécutée par la nouvelle méthode.

L'incision et l'extraction de la pierre qui se trouva tout de suite comprise dans les cuillers de la tenette, furent faciles. Le calcul était rond, inégal , dur , et peu volumineux.

L'enfant fut très-effrayé de se voir lier ; mais après l'opération, il parut tranquille et s'endormit. Après deux heures il se réveilla paisiblement, ne témoigna aucune douleur ; il ne survint pas de fièvre dans la journée ; il dormit tranquillement toute la nuit, et pendant ce temps les urines passèrent par la verge, à l'exception de quelques gouttes qui traversèrent la plaie.

Nous nous flattions de voir réunir la plaie par première intention ; mais sur la fin du second jour, il se développa un peu de fièvre, et il transuda de la plaie un sang noirâtre qui venait du bulbe ; il se mêlait à l'urine , qui commença à venir en grande partie par là.

Le troisième jour, l'écoulement de sang

avait cessé; les urines étaient redevenues limpides ; mais la fièvre continuait, sans cependant qu'il y eut de douleur à la vessie ou au ventre ; de manière qu'on ne crut pas devoir prendre aucune mesure pour s'opposer à l'inflammation.

Le quatrième jour, les pupilles dilatées, le prurit du nez, le grincement des dents pendant le sommeil, firent soupçonner une affection vermineuse.

Le cinquième, il ne resta plus de doute, parce qu'il survint un sentiment de contraction à la gorge, et que l'enfant évacua par la bouche un gros lombric. On prescrivit le calomel; malgré cela, l'affection vermineuse continua; la fièvre devint plus violente, quoique le malade rendît chaque jour des lombrics par l'anus. Heureusement la vessie ne s'en ressentit point, puisque on put toujours palper la région hypogastrique, qui n'était ni tendue, ni douloureuse. Les urines coulaient sans douleur, cependant, au lieu de passer par la verge, elles passaient toutes par la plaie, qui devint languissante.

Les doses répétées de calomel combattirent l'affection vermineuse, mais produisirent la diarrhée qui survint le troisième jour. Elle augmenta la faiblesse , et la fièvre perdit de son intensité.

Malgré cela, le dix-neuvième jour, quoique la fièvre vermineuse ne fût pas tout-à-fait finie , que la diarrhée durât encore , la plaie se rétrécissait, et les urines reprirent la route de l'urètre.

Depuis cette époque au trentième jour , la diarrhée alla en diminuant, et cessa tout-à-fait, ainsi que la fièvre ; les urines passaient toutes par l'urètre , excepté quelques gouttes qui sortirent par la plaie , jusqu'au trente-cinquième jour, que la cicatrice fut complète ; pour l'obtenir, on a touché quelquefois la plaie avec la pierre infernale.

L'enfant, probablement pour avoir été long-temps couché sur le dos, a eu dans cette partie une tumeur inflmamatoire qui l'a fatigué ; présentement il a commencé à se lever , et il n'attend plus pour sortir de l'hôpital que d'être plus fort.

Doct. Scalvanti.

Personne n'imaginera , que je regarde les résultats heureux de ces opérations , comme une preuve de l'excellence de la méthode que je propose. Ni celles-là, ni un nombre beaucoup plus considérable, ne seraient décisives. Quelle est, en effet, en chirurgie la méthode vicieuse qui ne présente de nombreux succès? Les observations étaient nécessaires, et je ne suis pas encore assez sûr, pour découvrir si derrière tant d'avantages indubitables de la nouvelle méthode, il ne se cache point quelque défaut qui ait échappé à mon intelligence. En parcourant l'histoire de l'art, en pensant que le sujet qui m'occupe, a aussi occupé, pendant un si grand nombre de siècles, les premiers génies de la chirurgie ; qui serait assez orgueilleux pour ne pas douter ? Plein d'espérance mais point sûr, d'avoir frappé juste, j'attends avec anxiété le jugement d'une expérience plus mûre. Je l'attends, du petit nombre de mes confrères, pour lesquels ce n'est pas une preuve de la perfection d'une méthode, d'être suivie par le plus grand nombre, ni de produire quelques résultats heureux ; de ceux qui, exempts de préventions, riches de connoissances anatomiques, n'ont pas l'esprit subordonné aux mains, et sont encore capables d'embrasser toute nouvelle méthode, qui, pesée à la balance de la raison, montre sa supériorité sur celles déjà reçues et louées. Je l'attends des jeunes chirurgiens auxquels l'adoption d'une nouvelle manière d'opérer, ne coûte jamais le douloureux et difficile sacrifice de vieilles habitudes.

VAGINO-VÉSICALE.

Il n'est pas surprenant, que les jeunes chirurgiens soient encore incertains, sur le choix d'une méthode, pour extraire la pierre de la vessie des femmes; puisque les plus fameux professeurs sont divisés sur ce sujet, et que l'histoire de l'art ne leur fournit pas un assez grand nombre de faits, pour éloigner les doutes.

Tous les grands praticiens (et je ne mets point dans ce nombre ceux qui ont exécuté une ou deux fois cette opération), s'ils ne sont pas prévenus, conviendront que l'incontinence d'urine succède souvent aux opérations, par lesquelles on retire de grosses pierres, en taillant l'urètre et le col de la vessie, dans quelqu'endroit que porte l'incision; ils conviendront, que les calculs très-volumineux ne peuvent être extraits par cette méthode, parce que les branches du pubis s'y opposent; ils conviendront enfin, qu'on risque d'offenser une des honteuses, ou les parois du vagin, dont l'ouverture est cependant moins importante que celle de l'artère.

En accordant cette vérité, il faudra aussi convenir, que la méthode de la dilatation de l'urètre, sans incision préliminaire, sera encore plus sujette que la première, à laisser après elle l'incontinence d'urine (mal grave, qui n'est à la vérité pas constant après aucun mode d'opérer), moins propre à l'extraction des grosses pierres, non moins douloureuse et d'une durée plus longue. Le seul avantage qu'elle présente, est d'éviter la lésion possible, quoique peu facile, des vaisseaux honteux, et des parois du vagin. Il me semble en vérité très-étrange, de voir reproduire cette méthode dans des pays très-éclairés, et inventer des instruments ingénieux pour l'exécuter, par des chirurgiens d'un mérite rare (Asteley Cooper).

La méthode de M. Lisfranc, par laquelle on ne taille ni l'urètre, ni le col de la vessie, mais seulement la partie antérieure de son corps, correspondant entre les branches du pubis, doit éviter l'incontinence d'urine ; mais le danger de couper la honteuse reste, et elle a de plus le défaut majeur, d'extraire la pierre par le point dans lequel les os pubis présentent le moins d'espace.

On évite certainement tous ces défauts, avec le haut appareil, exécuté à la manière du frère Côme. Mais comment nier que ce procédé, très-ingénieux, expose à des dangers d'une autre nature ? La possibilité éloignée de blesser le péritoine, la certitude de le découvrir, et, ce qui importe infiniment plus, le danger de quelqu'épanchement urineux dans le bassin, comme je l'ai prouvé dans mon premier mémoire sur la taille recto-vésicale (1) ; défauts qu'il faut reconnaître, et auxquels il faut joindre, les difficultés qu'on rencontre dans son exécution spécialement chez les femmes très-grasses, ou douées de muscles forts et capables de grandes contractions (2).

---

(1) Mémoires sur la taille recto-vésicale, 1823. Chez J.-J. Paschoud, impr. libr.

(2) Le professeur Scarpa n'admet pas cette espèce de difficulté, qui naît de la contraction musculaire. Personne n'a jamais dit, que les contractions des obliques et du transverse, soient capables de produire un semblable effet; mais pour ce qui est des muscles droits et pyramidaux, lorsqu'ils existent, je suis sur-

Extraire la pierre en taillant le bas fond de la vessie, et la paroi antérieure du vagin, semble présenter les mêmes avantages, que le haut appareil; puisqu'on évite ainsi, l'incontinence d'urine, qui naît de l'incision du col de la vessie; la lésion possible des honteuses, ou de tout autre vaisseau important; parce que, par cette voie on extrait les calculs les plus volumineux qui puissent passer entre les tubérosités de l'ischion : non seulement on obtient ces avantages, mais on évite encore les inconvénients de cette méthode; en ne découvrant pas le péritoine, en n'incisant pas un aussi grand nombre de parties, lorsqu'il est question de fendre une paroi du vagin et une de la vessie; et enfin parce qu'on évite toujours, avec une sûreté mathématique, tout épanchement urineux.

---

pris, que s'il ne l'a jamais observée, il n'en admette pas au moins la possibilité. Ne faisons aucun compte des observations, et accordons-lui encore, que dans leur raccourcissement, ces muscles acquièrent peu d'extension en largeur, et causent ainsi peu de rétrécissement à la plaie; mais formant en partie les lèvres de la plaie elle-même, s'ils sont fortement tendus, et contractés, ils empêcheront ses bords de s'éloigner l'un de l'autre, et rendront l'introduction des tenettes, et la sortie des grosses pierres, plus difficiles.

Malgré, cependant, toutes ces séduisantes raisons, qui ont été dans tous les temps, plus ou moins bien déduites, et surtout dans ces dernières années par MM. Léveillé, Dupuy-tren, Sanson, par les auteurs du Diction-naire des sciences médicales, et par le pro-fesseur Regnoli, mon élève et mon ami, la taille vagino-vésicale n'a jamais fait grande fortune. Je ne sais si cela tient à la crainte de la fistule urinaire, qui semble de-voir se former très-facilement, dans cet en-droit, ou au manque d'un procédé opéra-toire qui parût capable de rendre cette opé-tion aussi sûre et aussi facile que toute au-tre. Dans cet état des choses, je propose un nouveau procédé opératoire, qui rendra peut-être l'opération plus facile; et des faits nouveaux, qui pourront contribuer à ren-dre les chirurgiens moins incertains sur le choix d'une méthode.

On ne peut nier, que la taille de la vessie, dans la partie la plus déclive de son bas fond, dans l'endroit où l'urine se ramasse, à me-sure qu'elle descend des reins, ne réveille à l'instant la crainte de la formation de la fistule. Mais si nous examinons le peu de faits, que nous lisons dans les ouvrages anciens, nous n'en trouvons pas un seul qui nous confirme dans cette crainte.

Tolet exécuta cette opération avec succès, et dans huit jours la guérison était complète. Rousset la vit pratiquer une seule fois, et ne parle pas du résultat; Ruisch la pratiqua une fois; Ildano l'exécuta deux fois. Dans des temps moins anciens, Goocli la mit deux fois en pratique. De nos jours, M. Rigal l'a exécutée une fois; M. Flauber, je ne sais dans combien de cas; M. Clemot deux fois; le professeur Giorgi une fois; Regnoli deux fois; moi-même je l'ai pratiquée dans deux cas, et toujours, comme les autres, avec un plein succès.

Je conviens que ces observations ne seraient pas décisives; peu concluantes même, si on pouvait leur en opposer aucune d'où il résultât le contraire; mais autant que je puis le savoir, il n'en existe point, et les écrits des détracteurs de cette méthode, ne fournissent aucun fait à l'appui de leur opinion.

Je sais bien, qu'une heureuse combinaison peut nous avoir fait rencontrer à tous, des circonstances favorables, qui nous aient fait éviter la fistule, comme cela arrive même après des opérations plus vicieuses. Cependant, s'il ne résulte pas qu'on soit sûr d'en être toujours à l'abri, pour ne l'avoir jamais rencontrée, cela donne au moins une forte présomption, que c'est un accident rare. Ce principe admis, pourquoi ne pas tenter la taille vagino-vésicale, qui, encore qu'elle exposerait à la fistule, comme les autres exposent à l'incontinence (inconvénients qui produisent chez les femmes les mêmes infirmités), a de moins les défauts dont il a été parlé plus haut?

Quant au procédé opératoire, les anciens, autant que je le puis savoir, ont incisé le bas fond de la vessie, dans des cas particuliers, qui se rencontrent rarement, et n'ont donné aucune règle générale, pour exécuter l'opération hors de ces cas, excepté Ildano. Rousset l'avait vu faire, à une femme, dont le vagin et la vessie urinaire faisaient tumeur hors de la vulve. Ruisch l'avait faite, dans le cas d'un prolapsus de l'utérus, qui avait entraîné au-dehors de la vulve la vessie et le vagin. Ildano, dans deux cas, où la pierre avait ulcéré les parois du vagin et de la vessie, et formé une fistule.

Ce grand chirurgien, voyant la facilité d'exécuter l'opération, et la promptitude de la guérison de ses malades, pensa, contre l'opinion d'Hippocrate et de Celse, alors dominante, qu'on devait inciser le bas fond de la vessie dans tous les cas. Voici ce qu'il a écrit sur ce sujet : *Quod si ex his duobus mihi eligendum esset, postremum præsertim in mulieribus collum matricis*, (c'est du vagin qu'il parle) *amplum habentibus tentarem, quod enim etiam vulnera vesicœ sanentur, extant exempla quam plurima; si hoc autem in vulnere ab acumine calculi, humorumque malignorum affluxu suborto accidit, quanto magis in vulnere ex incisione recenter orto contingere poterit? Hæc vero incisio hoc modo instituenda et administranda est, stilus conductorius non rectus quidem, sed aliquantisper incurvatus, atque intortus in vesicam ad calculum usque intrudatur, idque in eum finem, ut calculus e fundo vesicœ ad collum ipsius ad tolli queat, alterque Ministrorum prehenso cum dicto instrumento calculo, manubrium instrumenti a se versus os pubis contorqueat. Hâc ratione calculus proximè vesicœ collo comparebit, ubi quidem Chirurgus incisionem supra calculum per collum matricis donec calculum attingat, faciet, factâ incisione mox tenacula curva prehendat, et attrahat, minister verò instrumentum suum a se detorqueat, ita ut*

manus manum fricet, novacula verò quā in-
cisio fit ubique operta, pannoque involuta,
et nihil præter mucronem ipsius denudatum
esse debet, ne incisione alicubi damnum infe-
rat, nec etiam attingendus musculus vesicæ.

Ce procédé opératoire n'est pas facile dans son exécution; on ne doit pas, toujours, réussir à fixer la pierre contre le col de la vessie avec ce *stilus conductorius,* et en la fixant elle ne fera pas toujours une tumeur évidente dans le vagin ; il n'est pas non plus toujours facile, d'inciser le vagin et la vessie sans qu'ils soient distendus, surtout si la pierre est inégale.

Le procédé de Mery, exécuté avec succès par Gooch, paraît beaucoup meilleur. Il introduit dans l'urètre, un cathéter courbé qui ne doit point servir à fixer la pierre, mais à se faire sentir dans le vagin, au doigt explorateur du chirurgien : sur ce cathéter l'opérateur incise le vagin et les parois de la vessie, dans le bas fond. Mais cette méthode elle-même n'est pas d'une exécution facile, parce que, les parois flasques de la vessie et du vagin, ne se laissent pas facilement entamer, et qu'en voulant faire une grande ouverture, on risque beaucoup d'of-

fenser le vagin dans d'autres points, ou
même le col de la matrice.

Le procédé de M. Rigal, décrit par Léveillé, est le suivant. Un cathéter cons-
truit exprès, avec une large plaque, long
de sept pouces, presque droit, légèrement
convexe sur sa cannelure, fut introduit
dans l'urètre, et appuyé sur sa partie inférieure, celle qui touche au vagin. L'indicateur de la main gauche fut porté, aussi
avant que possible, sur la cannelure du
cathéter, confié à un aide intelligent. Un
long bistouri droit, à lame étroite, fixé sur
son manche, fut insinué jusqu'à l'extrémité
du doigt, tourné de manière à n'offencer,
ni les parois du vagin ni le doigt; tournant
alors le tranchant vers la paroi de ce canal,
il fut conduit dans le col de la vessie, d'arrière en avant, jusqu'à un pouce à peu près
de l'orifice externe de l'urètre, qui fut épar-
gné. L'index gauche, toujours en position,
fit juger de l'étendue de l'incision, qui était
bien faite et sans qu'il y restât aucune bride.
Le cathéter retiré, la pierre fut touchée avec
le même doigt, qui servit à conduire les
tenettes courbées, avec lesquelles elle fut
chargée et extraite sans difficulté. L'hémor-

rhagie fût presque nulle ; elle n'alla pas au-
delà d'une demi-palette de sang, et la guérison fut complète le trente - cinquième
jour.

Le cathéter presque droit, dont se servit
M. Rigal, est moins commode que le courbe
proposé par M. Mery, puisqu'il est moins
facile de le sentir, à travers les parois du vagin et de la vessie ; et s'il réussit aussi facilement avec ce moyen, nous devons l'attribuer
au volume considérable de la pierre , qui faisait, comme il le dit, une tumeur marquée
dans le vagin. La méthode de M. Rigal est
aussi défectueuse , en ce qu'il incise la portion postérieure de l'urètre et le col de la vessie , ouverture qui ne facilite en rien l'extraction des calculs , et qui expose plus ou moins
à l'incontinence d'urine. Il est cependant
vrai , que couper d'arrière en avant, en retirant le couteau, auquel le doigt sert d'appui , met à l'abri de toute offense le col de
l'utérus et les autres points du vagin.

Le procédé dont s'est servi M. Clemot, est
un de ceux qui rend l'opération la plus sûre
et la plus facile. Il introduit dans la vessie ,
un cathéter sans cul de sac ; il porte dans le
vagin une cuiller de bois , semblable à celle

qui sert pour la fistule à l'anus; il appuie ces deux instruments l'un sur l'autre au travers des parois du vagin et de la vessie, leur faisant faire un angle entr'eux, à la hauteur à laquelle il a l'intention de terminer son incision dans le vagin; il confie alors le cathéter à un aide, prend de la main gauche le manche de la cuiller; avec elle il déprime la fourchette; il se fait ainsi jour dans le vagin, de manière à voir la partie antérieure, retenue et fixée par le cathéter. Dans cette situation, tenant avec la main libre un bistouri droit, il le porte, comme une plume à écrire, dans la cannelure du cathéter, à travers les parois du vagin et de la vessie, derrière le canal de l'urètre qu'il laisse intact. Cela fait, il retire la cuiller, porte le doigt dans la plaie pour en reconnaître l'étendue, et pour se faire une idée du volume de la pierre; retirant le cathéter, il introduit les tenettes sur son doigt, prend la pierre et l'extrait.

La première fois, ce chirurgien opéra, sur une jeune fille de vingt-quatre ans, et obtint dans un mois une guérison complète; en quarante-cinq jours, elle put reprendre les travaux pénibles de la campagne.

La seconde fois, M. Clemot opéra une

enfant de douze ans; il put, malgré l'étroitesse des parties , employer la méthode décrite
plus haut, et obtint un succès encore plus
favorable , en ce qu'il fut plus prompt. Il obtint avec peine qu'elle observa la diète
pendant deux jours : le sixième et le septième, elle retenait déjà les urines à volonté,
et le douzième elle partit pour son pays na-
tal.

Ce procédé a, cependant, le défaut de
porter l'incision sur le col de la vessie , et
présente de la difficulté, dans son exécution,
à cause de la flaxidité des parois du vagin
et de la vessie , qui n'étant point fixées ,
fuient devant le tranchant de l'instrument , et
ne se laissent pas inciser avec facilité. M. Clemot n'a pu s'apercevoir de cette difficulté,
parce qu'il a opéré sur deux filles , l'une de
vingt-quatre , et l'autre de douze ans , âge
dans lequel les parois du vagin ne sont pas
encore devenues lâches et faciles à entraîner.

Le professeur Giorgi a opéré de la manière suivante : Voici comme il décrit son
procédé : « La patiente fixée, avec des
« bandes sur la table , suivant la coutume,
« j'ai premièrement introduit l'indicateur
« gauche dans le vagin, dans l'urètre un bis-

« touri à lame très-étroite, sans pointe,
« ferme dans le manche, caché dans une
« gaine d'argent, semblable à celle qu'on
« voit dans les planches de Benjamin Bell,
« pour la fistule à l'anus. J'ai ainsi poussé
« le bistouri presque jusqu'à l'orifice de la
« vessie, ce dont je me suis assuré avec le doigt
« de la main gauche. Cela fait, le doigt rempla-
« cé par une espèce de spatule de bois, faite
« exprès, large de près d'un pouce, plate à
« la face antérieure, convexe à la posté-
« rieure qui regarde le rectum ; j'enlevai la
« gaine et mis à nu le bistouri, dont le
« tranchant était tourné vers la spatule, et
« fis avec lui une incision de dedans en de-
« hors, coupant en même temps l'urètre,
« le col de la vessie et le vagin, de la ma-
« nière que Desault le prescrit pour les fis-
« tules élevées de l'anus ; la taille fut très-fa-
« cile, et il n'y eut aucune hémorrhagie. Le
« bistouri posé, tenant toujours la spatule
« en place, je m'assurai que l'ouverture
« était suffisante, je la retirai, et con-
« duisis, à l'aide du doigt, la tenette de
« frère Côme. »

Le volume considérable de la pierre, sa
grande friabilité, et son adhérence, rendirent

l'opération longue et laborieuse ; il n'en ré-
sulta cependant pas de graves inconvénients;
on n'employa d'autres remèdes que quelques embrocations d'huile de rose, quelques
fomentations sur le ventre, et quelques gouttes de tincture d'opium. Le huitième jour,
la malade put se lever; le onzième, elle était
guérie ; et le vingt-cinquième, elle quitta
l'hôpital d'Imola.

Ce procédé a aussi l'inconvénient, de n'ê-
tre pas d'une facile exécution , par la même
raison de la flaxidité des parties ; il a encore celui d'inciser le col de la vessie , et une
portion de la partie postérieure de l'urètre.

Le professeur Regnoli , ouvre l'extrémité
postérieure de l'urètre , le col de la vessie et
le vagin sur un cathéter d'homme , introduit
dans la vessie par la voie de l'urètre. Dans le
premier cas , il se servit d'un seul couteau
droit ; dans le second, il employa le même
couteau, seulement pour découvrir la cannelure du cathéter dans le voisinage du col
de la vessie , et ensuite l'instrument de frère
Côme, avec lequel il incisa le col et le
commencement du bas fond Il proté-
ge la paroi postérieure du vagin contre
l'action du couteau avec la cuiller de bois

introduite dans ce canal. Il n'y a rien de plus simple que le premier procédé opératoire, qui est celui proposé par Mery ; mais l'absence de la cuiller qui protège l'utérus , et la paroi postérieure du vagin , le rend peu sûr , et la laxité des parties à couper peu facile ; le second procédé, un peu plus compliqué, est cependant d'une exécution plus facile, parce que le bistouri caché de frère Côme, contribue par sa gaine à tendre les parties qui doivent être coupées ; il est plus sûr, parce que la cuiller met l'utérus et le vagin à couvert de toute lésion ; mais l'urètre et le col de la vessie sont inutilement incisés dans les deux procédés, et toujours avec quelque chance d'incontinence d'urine.

Le procédé opératoire qui m'a paru réunir la facilité à la sûreté, après des épreuves faites sur le cadavre, et des opérations exécutées sur le vivant, est le suivant. La malade placée et fixée de la manière ordinaire , en élevant le bassin un peu plus que le reste du tronc, on introduit dans la vessie quelques onces d'eau simple tiède, au moyen d'une petite seringue, de manière à la remplir, sans causer une distension douloureuse de ses parois ; ensorte que le chirurgien puisse la sentir avec le doigt à travers les tuniques du vagin. Cela fait, s'il arrivait que la femme ne pût retenir elle même ce fluide dans la vessie, un des aides s'opposerait à sa sortie en appliquant le doigt sur l'orifice de l'urètre. Alors l'opérateur introduit la cuiller (Voy. table II, fig. 3) dans le vagin, de manière que l'extrémité concave s'adapte et couvre le museau de tanche, et que sa surface plane s'appuie sur la paroi postérieure du canal ; il la confie dans ce moment à un aide qui doit la porter toujours plus contre le coccix.

Le chirurgien introduit l'index de la main gauche dans le vagin, et le porte précisément dans le point qui correspond au col de la vessie ; il prend de la main droite le bistouri caché , le conduit sur l'index gauche, immédiatement en arrière du col de la vessie, et le plonge de bas en haut, et de dehors en dedans, de peu de lignes dans cet organe. Ayant pénétré dans cette cavité, chose dont il s'aperçoit par le manque de résistance, et surtout par l'écoulement de quelques gouttes de fluide ; il ouvre l'instrument, et le retire, en soulevant légérement le manche vers le pubis. L'incision faite ainsi , l'opérateur introduit le doigt dans la vessie pour s'assurer du volume de la pierre ; si elle lui paraît ne pas être en rapport avec l'ouverture déjà faite, il agrandira cette dernière avec un bistouri boutonné , conduit sur le doigt indicateur. Il terminera l'opération avec la tenette introduite dans la vessie.

Il est indispensable dans cette méthode , que le chirurgien ne s'expose jamais à porter le bistouri caché dans la vessie , avant de s'être bien assuré avec le doigt de la position de cet organe , parce qu'il peut se porter à droite ou à gauche ; cet accident , moins rare chez les femmes qui ont fait des enfants, que chez les filles , déjà connu , n'apporte aucune difficulté dans l'opération.

On reprochera peut-être à ce procédé opératoire de manquer d'un guide sûr pour entrer dans la vessie, comme on le reprocha, avec raison, aux méthodes de Foubert et de Thomas. Mais les circonstances ne sont pas les mêmes ; dans ces méthodes on doit traverser sans guide des parties qui ont quelques pouces d'épaisseur, formées de téguments , de graisse et de muscles; à travers ces parties , il est très-difficile, impossible même, de sentir la vessie, à moins qu'elle ne

soit énormément distendue. Dans notre opération au contraire, on ne doit traverser que les
parois minces de la vessie et du vagin ; sentir
la tumeur que cette poche fait dans ce canal
est chose facile , autant que de la sentir à travers l'intestin rectum.

On objectera peut-être, que la pointe de
l'instrument, guidé par une main inexpéri-
mentée , pourra atteindre et blesser les parois de la vessie dans d'autres points , une
fois qu'elle a pénétré dans cet organe. Mais
comment peut-on supposer assez d'impéritie dans un chirurgien pour enfoncer un
instrument de quelques pouces , lorsqu'il
sait qu'il ne doit le faire pénétrer que de
quelques lignes ? La pointe, après avoir pénétré dans la vessie, même dans les mains d'un
chirurgien très-médiocre , ne peut faire aucun mal, puisqu'elle reste éloignée , de toute
part, des parois de cet organe, qui sont distendues par le fluide , qui ne peut sortir promptement, et qui ne leur permet pas de se rapprocher avant que l'incision du bas fond soit
accomplie , c'est-à-dire , lorsque la pointe
est sortie de la vessie.

On peut dire encore que le bistouri caché
de Thomas est un instrument compliqué ;

qu'on pourrait exécuter l'opération très-facilement, en lui substituant un simple bistouri droit, en retenant l'injection dans la vessie, et fixant solidement la cuiller de bois. Je conviens pleinement de tout cela ; aussi après avoir exécuté l'opération sur le vivant avec l'instrument de Thomas, je l'ai ensuite pratiquée très-facilement sur le cadavre avec un simple bistouri.

La cuiller rend la lésion du museau de tanche, et de la paroi postérieure du vagin, impossible ; ainsi l'opération est prompte et très-facile ; l'injection introduite dans la vessie avant d'opérer, non-seulement est très-utile, pour les raisons que nous avons déjà données, mais encore elle a le grand avantage de tendre les parties qui doivent être coupées, avantage qui appartient exclusivement à cette manière d'opérer.

Un reproche très-juste, qu'on peut faire à ce procédé opératoire, est celui de n'être pas adapté à tous les âges, et à toutes les situations dans lesquelles les femmes peuvent se trouver. Il est certain, que chez les vierges l'hymen risque beaucoup d'être rompu. Mais qu'importe un aussi petit inconvénient ! Dans les petits enfants de quatre à dix ans,

l'étroitesse du vagin est telle qu'elle en rend
l'exécution impossible. J'ai rencontré un cas
semblable, dans lequel j'ai fait l'opération
de la manière suivante :

J'ai introduit le petit doigt de la main gauche, bien huilé, dans le vagin, l'hymen a
cédé et l'a laissé passer; sur ce doigt j'ai conduit un bistouri droit très-étroit, qui ne cou-
pait pas, dans l'espace d'une ligne à la pointe;
je l'ai introduit de manière qu'une de ses faces regardait le vagin, l'autre mon doigt et
que son tranchant n'en dépassât pas le
bord cubital. J'ai alors appliqué le doigt contre la paroi antérieure du vagin; j'ai tourné
le tranchant du bistouri du même côté, et
en le retirant en dehors j'ai coupé le bas fond
de la vessie; je l'ai fait avec facilité, parce que la pierre était très-volumineuse, pour
l'âge de l'enfant, et qu'elle faisait une tumeur
dans le vagin. Avec de petites pinces j'ai extrait le calcul, mais avec assez de peine, à
cause de la petitesse du vagin.

La première personne que je soumis à la
taille vagino-vésicale, fut Marie Ducci, de
Fabbrica, âgée de septante-quatre ans environ, d'une très-bonne constitution. La
pierre existait depuis long-temps, sans qu'il

y eût cependant aucun signe de complication.
La santé générale étant très-bonne ; quelques jours de repos, peu de bains, et un léger purgatif précédèrent l'opération, qui fut
exécutée par la méthode décrite la première.
L'incision fut tellement facile, que la malade
croyait qu'il était encore question de prépa-
ratifs lorsqu'elle était déjà accomplie. Il y
avait deux pierres, pas très-volumineuses,
qui n'offrirent pas la plus petite difficulté à
l'extraction. Il parut à peine quelques gouttes de sang.

La malade remise au lit, n'eut pas, dans la
journée, le moindre mouvement fébrile, ni
de douleur dans le ventre. Les urines passèrent par la plaie, et en passant donnèrent
quelque sentiment d'ardeur.

Le second jour, sans douleur, sans tension
au bas-ventre, il survint un léger mouvement de fièvre, à peine sensible pour ceux
qui y prêtaient la plus grande attention.

Ce léger mouvement continua le troisième
jour, et à la fin de cette journée les urines
commencèrent à couler à volonté et à reprendre la voie de l'urètre. Le quatrième,
toute fièvre avait cessé ; les urines coulaient
à volonté, et passaient, pour la plus grande

partie, par l'urètre. Le septième, elles y passaient toutes.

A cette époque cette femme fit des ins-
tances pour sortir de l'hôpital, ce qui ne lui
fut pourtant pas accordé, pour ne pas l'exposer à faire un voyage dans une mauvaise
charette, et pour l'observer plus long-temps.
Cependant elle partit le quinzième parfaitement guérie.

Clorinde des Trovatelli, enfant de quatre
ans, souffrait depuis long-temps des douleurs atroces en urinant. Le chirurgien, soup-
çonnant la pierre, la sonda, trouva le calcul
et l'envoya à l'hôpital. Arrivée dans cet éta-
blissement, je ne pus, malgré de nombreuses recherches, trouver la pierre, et je refusai,
comme de raison, de soumettre cette enfant
à l'opération. Cependant cette malheureuse,
qui appartenait à notre hôpital des Innocens,
fut attaquée d'une violente dyssentérie, et
souffrit encore plus de ses incommodités des
voies urinaires. Après un certain temps je fus
de nouveau appelé à donner mes soins à cette
infortunée ; cette fois je rencontrai la pierre
avec une extrême facilité.

J'aurais fait l'opération aussitôt, si je n'a-
vais pas été retenu par la présence de la dys-

senterie, de la fièvre, du vomissement, de la tension du ventre, qui existaient dans ce moment. Je prescrivis ce que je crus adapté aux circonstances, mais tout fut inutile, et après quelques jours, la petite fille parut près de sa fin. Alors pensant, que tous les accidents pouvaient naître de l'irritation de la vessie, produite par la pierre, comme je l'avais vu chez un des malades dont j'ai donné l'histoire dans mon premier mémoire, sur la taille recto-vésicale ; je me déterminai malgré l'état déplorable de la petite malade, qui refusait alors les aliments ; à la soumettre à l'opération.

Ce fut chez elle que j'adoptai le second procédé que j'ai décrit. L'opération fut un peu pénible à cause de la petitesse du vagin, par lequel la pierre passa avec difficulté. Mais les symptômes qui existaient ne cédèrent point, excepté la douleur dans l'expulsion de l'urine. La fièvre, la dyssenterie, le météorisme se maintinrent dans le même état, et il s'y joignit des aphtes dans la bouche. On prescrivit des sangsues au ventre, des fomentions, des lavements de mauves ; on ne lui fit rien prendre par la bouche, parce qu'elle refusait toute nourriture et tout remède.

Malgré cela, il fut facile de s'apercevoir que la malade urinait à volonté ou par intervalle, le troisième jour, parce que son alèze se salissait de temps en temps. Il n'était cependant pas facile de savoir si l'urine passait par le vagin où par l'urètre, parce que la garde n'étant pas avertie par la malade, du moment ou elle voulait uriner, ne pouvait pas faire ses observations.

A la fin du troisième jour, les choses étant dans le même état, il survint des signes de pression au cerveau, c'est-à-dire, une stupeur absolue, la dilatation des pupiles et l'apparence de la cécité, parce qu'il paraissait qu'elle ne voyait point les objets qui l'entouraient. Le ventre restait dans le même état. Ces symptômes augmentèrent; la poitrine se prit, et finalement la malade mourut le neuvième jour.

A l'ouverture du cadavre, on trouva, un épanchement séreux, très-abondant dans les ventricules du cerveau, et entre la dure-mère et le crâne; l'inflammation de la muqueuse de l'intestin rectum, qui depuis l'S du colon s'étendait jusqu'à sa partie transverse. Les intestins, siège évident de la dyssenterie, étaient considérablement rétrécis; l'inflammation de la tunique interne ne s'étendait pas à l'externe ; les petits intestins et le reste du colon étaient parfaitement sains. Les parois de la vessie étaient légèrement gonflées, la membrane muqueuse présentait ça et là de légères ulcérations, et la plaie du bas fond par laquelle la pierre avait passé, était parfaitement réunie.

D'après tout ce qui précède, il me semble qu'on peut conclure, que la chirurgie ne manque pas de procédés opératoires, par lesquels on puisse exécuter la taille vagino-vésicale, avec facilité et sûreté ; et que, n'y ayant pas d'observations qui déposent contre cette méthode, tandis qu'un grand nombre parlent en sa faveur, elle doit être regardée, si non comme la meilleure de toutes, au moins comme méritant d'être mise à l'épreuve pour voir si elle continuera de répondre à l'idée avantageuse que nous nous en sommes formée.

NOTE I.

Que la taille recto-vésicale mette la vie des malades moins en danger que les autres méthodes, est une vérité mise hors de doute, par les observations des chirurgiens même qui comdamnent ce mode d'opérer; et comme leurs histoires ne peuvent être soupçonnées de partialité, je veux surtout m'en servir pour prouver ce que j'avance.

Le professeur Uccelli, qui s'est déclaré contre la taille recto-vésicale, dans son année de Clinique externe, parle de quatre opérés sous sa direction. L'un d'eux mourut, et mourut, au dire même du professeur par causes étrangères à l'opération. Trois guérirent; quoique parmis eux il en fû un, Ragnini, extrêmement émacié, atteint de fièvre continue avant l'opération, malgré que chez ce malade, les matières fécales passèrent dans la vessie aussitôt qu'il fut opéré, parce qu'on avait porté, exprès chez lui, l'incision très-avant dans le trigone vésical; quoique chez le second, Camici, on ne trouvât malheureusement pas, à cause de l'inexpérience du jeune opérateur, l'incision faite au col de la vessie, et qu'après des tentatives, que le professeur appelle inutiles, et que je trouve des plus dangereuses; on fût obligé d'introduire de nouveau le cathéter dans la vessie pour faire une nouvelle incision; quoique enfin, le

troisième fut atteint de rétrécissement de l'urètre,
qu'il rendit des urines obscures et sanguinolentes
avant l'opération, et qu'on commît des erreurs dans
l'exécution du procédé, qui firent que les excréments
et les vents passèrent tout de suite dans la vessie. D'a-
près cela, je pense qu'on peut regarder les observations
du professeur Uccelli, comme très-favorables à la
taille recto-vésicale, et capables de prouver le peu de
danger qu'elle fait courir à la vie.

Cependant, entre les trois qui guérirent, deux
sont restés fistuleux. Voulant être de bonne foi,
nous ne devons pas attribuer ce résultat à l'irrégularité de l'opération, parce que nous-mêmes, et tous
ceux qui l'ont adoptée plusieurs fois, n'ont pas toujours
pu éviter cet accident.

On a observé de temps en temps, un engorgement
douloureux du testicule gauche, chez un des fistuleux
du prof. Uccelli. En examinant ce fait avec attention, je ne crois pas qu'il prouve la lésion du conduit
éjaculateur commun, parce que l'urètre de ce malade était déjà antérieurement malade, qu'il avait
porté la sonde long-temps avant l'opération, et qu'il
la porta encore long-temps depuis. Chacun sait qu'il
n'est pas rare de voir survenir du gonflement aux testicules pour la seule présence de la sonde dans l'urètre, et à la suite de l'irritation de ce canal produite
par beaucoup d'autres causes. Dans cet individu, les
excréments, en passant dans la vessie et dans l'urètre,
produisirent peut-être l'irritation et le gonflement
du testicule. Cette opinion devient encore plus vrai-
semblable, en réfléchissant, que cet accident ne sur-

vint pas dans les premiers jours qui suivirent l'opération, mais long-temps après (1).

Les observations du prof. Guidetti, dans le principe
grand partisan de la taille recto-vésicale, et ensuite
son antagoniste déclaré, ne peuvent manquer de faire
impression. Mais en examinant sa lettre publiée par le
docteur Farnese (2), on est vraiment surpris de sa
conversion. Il n'y a rien de plus sage et de plus raison-
nable que d'abandonner nos idées, même les plus fa-
vorites, lorsqu'elles sont reconnues erronées; mais
comment ce professeur, s'il n'avait pas bien senti les
grands avantages de la taille recto-vésicale, a-t-il pu
se montrer entièrement partisan de cette méthode,
après seulement neuf observations, lui qui avait opéré
cent calculeux avec tant de succès par la taille latérale ? Comment ensuite, pénétré de l'excellence de la
méthode qu'il avait adoptée, ne faisant outre les neuf
premières que trois autres opérations, l'une d'elles
avec succès, et les deux autres avec un résultat
malheureux (pas sa faute), comment peut-il la con-
damner à l'oubli ? Je ne sais imaginer d'autres motifs à
ce changement que celui très-louable de servir la
vérité, à laquelle il est toujours honorable de sa-
crifier, au péril même de paraître inconséquent et léger; mais comme le même motif m'anime aussi, je

---

(1) Voyez Uccelli, année de Clinique externe, tom. II, pag.
95 et suiv., en italien.

[2] Voy. l'examen des observations sur la taille recto-vésicale,
par Th. Farnese, discours préliminaire, pag. LXXXI, et Discours
sur quelques opérations de lithotomie publiées, pag. 60 et suiv.
du n.º 95 du journal d'Omodei, des mois d'Oct. et Nov. 1824.

dois examiner, avec une critique sévère, la valeur des observations du professeur Guidetti, contre la taille recto-vésicale.

Le professeur Guidetti fit l'opération sur un nommé Lorent Trabucco (1); il ne tailla point la prostate, omission qui rendit l'opération très-laborieuse, et par conséquent plus périlleuse; cependant le malade ne mourut point. Dans le cours d'une année, la pierre se présenta deux autres fois, ou parce qu'il en restait quelque fragment dans l'opération, ou parce qu'il descendait d'autres calculs des reins; finalement le malade succomba à la troisième opération. A l'ouverture du cadavre, on trouva que la prostate n'avait pas été taillée, qu'il y avait encore une pierre dans la vessie, et qu'un des reins était dans un état pathologique.

Un autre malade soumis à l'opération par le même professeur, fut Etienne Cozzo. L'opération fut, comme à l'ordinaire, laborieuse, et il mourut le quatrième jour. A l'ouverture on trouva que la prostate n'avait pas été incisée, qu'elle était malade, et qu'un des reins était désorganisé.

M. Guidetti a écrit que dans tous les cas précédents, il avait taillé le col de la vessie, la prostate tout au travers de sa substance, et il attribue ses brillants succès à cette incision (2) : comment se fait-il, qu'après avoir opéré neuf fois de cette manière, il ne fait pas de même à la dixième, et rend par cette omission, l'o-

______

(1) Voy. le journal d'Omodei, l. c.
(2) Voy. Farnese, l. c.

pération longue et laborieuse? peut-être cette cir-
constance est-elle cause qu'il a laissé dans la vessie
quelque fragment de calcul. Cependant le malade
survit; il survit à une seconde opération, et périt à la
troisième, probablement parce que à l'irritation produite par l'opération il se joignait celle que causait la
présence d'une pierre.

Chez Etienne Cozzo, pourquoi ne pas inciser la
prostate? Il n'aurait probablement pas sauvé un malade qui avait un rein désorganisé; mais l'opération
aurait été plus facile, moins douloureuse, et il aurait
évité le juste reproche de n'avoir pas employé la méthode qu'il avait précédemment suivie avec tant de
succès.

Les observations du professeur Guidetti ne sont
donc pas défavorables à la taille recto-vésicale, puisque sur douze opérés, six sont parfaitement guéris;
que des quatre qui sont morts, deux ont péri pour
des causes tout-à-fait étrangères à l'opération (1), et
deux parce qu'elle a été mal faite, n'ayant pas incisé la
prostate; qu'il savait tailler puisqu'il l'avait fait
dans d'autres cas, et à cause d'affection grave préexis-
tante des reins. Mais si l'on peut conclure des histoires du professeur Guidetti, que peu de péril ac-
compagne la taille recto-vésicale, elles font soupçonner la fréquence de la fistule.

Le professeur essaye ensuite, de prouver par ses
observations, que la lésion des conduits éjaculateurs

____

(1) Voy. la lettre du Professeur, au Docteur Farnese.

communs, produit de graves maladies des testicules.
Il nous assure, sans en nommer d'autre que le seul
Trabucco, qu'il a vu la tuméfaction et la suppura-
tion des testicules dans trois de ses opérés. Quels sont
donc les deux autres? L'histoire des deux derniers
opérés dit que l'un guérit parfaitement, que l'autre
mourut après quatre jours, sans qu'on nous dise
qu'il éprouva du gonflement aux testicules. Dans les
neuf premiers, ces organes ne gonflèrent ni ne suppu-
rèrent puisque Guidetti assure qu'ils étaient guéris sans
qu'il survînt aucun des accidents reprochés à cette manière d'opérer. Comment combiner tout cela? En
vérité, une contradiction semblable est de nature à
faire croire, que ses premières ou ses dernières histoires, ne sont pas exemptes d'esprit de prévention.

Chez Trabucco, la testicule se gonfla et suppura
à la vérité, mais encore dans ce cas il y eut des circonstances propres à rendre incertain sur la cause
d'un semblable accident; parce que le malade avoit
une affection rénale, quelquefois l'irritation de ce
viscère se communique au testicul, comme chacun
le sait; parce que cet homme conserva toujours une
pierre dans la vessie, qui put faire gonfler le testicule
en portant une irritation permanente sur son col;
effet qui sera rendu évident par une observation
qu'on lira un peu plus bas.

Les observations les plus importantes contre la
taille recto-vésicale, sont celles du professeur Dupuytren : il n'a pas été heureux une seule fois. De
six individus qu'il a taillés, il en a perdu trois, et

trois sont restés fistuleux (1). Une semblable disgrâce arrivée à l'un des premiers chirurgiens de l'Europe, serait bien faite pour effrayer, si elle se fût répétée dans d'autres mains ; mais comme le contraire est arrivé, aux opérateurs d'une moins grande renommée, et même à des commençants, il faut avouer que c'est une nouvelle preuve des caprices de la fortune et de l'influence de cette mobile divinité, sur les bons et mauvais résultats de nos opérations. L'inflammation grave de la vessie, et la mort, se voient après tout mode d'extraire la pierre. Les fistules urinaires dans l'intestin ne peuvent se rencontrer que dans la taille recto-vésicale. Le hasard a reuni tous ces accidents entre les mains de l'opérateur, qui n'en aurait pas été surpris s'ils se fussent présentés parmi quelques cas heureux.

Mais si le résultat des opérations du professeur Dupuytren est douloureux ; il est consolant de connaître celui de la pratique du professeur Giorgi, puisqu'il n'a perdu que trois individus, et qu'il n'a eu qu'un seul fistuleux sur vingt-huit opérés ; celui du professeur Cavarra, qui a sauvé douze individus sur treize opérés, tandis qu'un seul est resté fistuleux pendant une seule année ; ainsi que celui des prof. Gabrini de Lugo, Castellane de Neuchâtel, Camini de Sarsane, et de tous ceux dont les observations ont été rapportées dans mon troisième mémoire.

Depuis la publication de mon dernier écrit, il s'est présenté à moi quatre calculeux à l'hôpital, sur

---

[1] Voy. le journal d'Omodei, n.º 100 et 101, année 1825, pag. 299.

lesquels j'ai pratiqué l'opération six fois, parce que je l'ai répétée deux fois sur l'un d'eux. Aucun n'a péri. Le premier est Mencacci, de vingt-trois ans, d'une forte constitution, qui n'éprouva jamais aucun accident grave, qui fut parfaitement guéri le douzième jour, et qui sortit de l'hôpital le dix-huitième. Deux autres étaient garçons; l'un d'eux, Brunaccini, âgé de quatre ans; celui-là aussi jouissait d'un excellent tempérament; les premiers jours après l'opération se passèrent sans trouble, mais le cinquième il survint de la fièvre, avec les signes de la présence des vers; elle dura assez long-temps. Elle cessa et fut suivie d'une diarrhée opiniâtre, qui céda cependant, et l'enfant quitta l'hôpital au milieu de Janvier, mais fistuleux.

Le second, Viola, âgé de vingt ans, bien constitué, d'un tempérament délicat et d'un caractère très-timide, vint à l'hôpital le premier Décembre 1823, pour se faire extraire la pierre. Il fut opéré par le professeur Vaccà, par la taille recto-vésicale, après avoir pris les précautions d'usage. L'incision fut très-facile, mais la pierre étant grosse et très-friable, aussitôt qu'elle fut serrée dans la tenette, elle se brisa en plusieurs morceaux, qui furent extraits un à un avec beaucoup de patience. On crut les avoir tous extraits; on fit des injections pour laver la vessie; et le malade fut reporté au lit. Il ne survint point d'accidents graves; il éprouva un peu de fièvre, peu de douleur au ventre et une légère tumefaction; on ne fit pas autre chose que des fomentations à la région hypogastrique; quelques sangsues appliquées au

même endroit, une diète sévère et des boissons ac-
queuses abondantes furent prescrites.

Les choses se passèrent bien jusqu'au quatorzième
jour, époque à laquelle les urines commencèrent à
passer en partie par l'urètre. Le malade assurait
alors qu'il ressentait la même douleur qu'il éprouvait
avant l'opération. On soupçonna qu'il était resté
quelque fragment de pierre; le lendemain le mandrin
introduit dans l'urètre confirma la chose. Le jour suivant, profitant de la plaie qui existait encore, on
porta, non sans peine, la tenette dans la vessie, et l'on
retira un gros fragment de calcul, très-inégal, qui produisit beaucoup de douleur en sortant. Cette douleur
fut calmée au moyen de quelques gouttes de tein-
ture thébaïque, d'une saignée et de fomentations;
mais il se développa une fièvre intence, beaucoup
plus forte que celle qui avait suivi l'opération; le
ventre se tuméfia, devint douloureux, et trois
jours après, chose qui n'était pas encore arrivée,
il sortit des gaz et des excréments fluides, par l'urètre.
Cela fit voir que le fragment dans sa sortie avait dé-
chiré, avec l'une de ses aspérités, la portion d'intestin qui formait la valvule, et qu'elle s'était gangre-
née ou ulcérée.

Les maux qui provenaient de la présence de la
pierre dans la vessie, et la fièvre qui avait suivi
l'extraction du dernier fragment ayant cessé, il s'é-
tablit une diarrhée très-incommode, parce que chaque
fois que le malade évacuait, les matières fluides passaient par l'urètre avec beaucoup de douleur. Cette
diarrhée s'obstina, et fut accompagnée d'une fièvre

lente qui rendit le malade très-faible et très-maigre. La sonde de gomme élastique réussit à empêcher le passage des excréments dans l'urètre, mais elle causait une irritation telle au col de la vessie, qu'il fallut y renoncer. Enfin la diarrhée et la fièvre cessèrent, et le malade reprit des chairs et des forces.

Dans le mois de Février, il promenait ; il lui restait cependant une fistule, par laquelle il passait une grande quantité d'urine, non sans produire un ténesme fort incommode. Dans cet état, il fut pris tout-à-coup, sans raison apparente, d'une violente colique néphrétique, à laquelle se joignit la tuméfaction du testicule droit. Des fomentations, des applications de sangsues aux reins, des boissons abondantes, calmèrent la colique et dissipèrent la tuméfaction du testicule. Cette colique fit soupçonner qu'il s'était formé un nouveau calcul dans le rein ; mais comme il n'avait paru aucun signe de pierre dans la vessie, le malade quitta l'hôpital, bien rétabli sous le rapport des forces, mais avec une fistule contre laquelle tous les moyens avaient échoués.

De retour dans son pays, il ne fut pas long-temps sans sentir de nouveaux indices de pierre ; ils augmentèrent lentement, et l'obligèrent à revenir à l'hôpital le dix-neuf Novembre 1824, avec la fistule et tous les symptômes de calcul. En effet, sondé par le professeur Vaccà, celui-ci put, non pas tout de suite, mais après quelques tentatives, en reconnaître l'existence. Les urines étaient claires, troublées seulement par un peu de mucus qui tombait au fond du vase qui les contenait. Il fut alors décidé de le lais-

ser reposer en lui prescrivant quelques bains ; prin-
cipalement dans le but de diminuer les douleurs
qu'il ressentait à la vessie, et qui étaient encore exas-
pérées par le long voyage qu'il avait fait à pied. Jusqu'au vingt-huit du même mois, il n'y eut rien
de remarquable, d'autant que le malade avait repris
un peu de calme.

A cette époque, Viola se plaignit d'uriner avec douleur, la plus grande partie de son urine passant par
l'anus ; et de souffrir du testicule droit qu'on trouva
extrêment gonflé ; il avait en outre de la constipation,
des nausées , la bouche amère etc.; le soir il avait
de la fièvre. Une once et demie d'huile de ricin , des
fomentations émollientes sur le scrotum , une diète
plus sévère et des bains , calmèrent ces symptômes.
Le sept Décembre , le malade étant bien il fut sondé
de nouveau , non-seulement pour s'assurer mieux de
l'existence de la pierre , mais encore pour examiner
avec l'indicateur de la main gauche porté dans l'a-
nus, l'état de la fistule qui était plutôt grande ,
puisqu'elle résultait de la gangrène de cette partie
d'intestin qui est destinée, dans le procédé du professeur Vaccà, à servir de valvule à l'incision faite
au col de la vessie et à la prostate ; aussi avait-elle
son siège environ quatre lignes au-dessus du sphincter de l'anus parfaitement réuni et cicatrisé.

Lorsqu'on était sur le point de fixer le jour de l'o-
pération , et les moyens que le professeur Vaccà
prendrait pour comprendre la fistule dans l'incision
de l'intestin , afin d'en assayer la réunion en la rendant saignante ; il survint des douleurs dans la vessie,

de la fièvre, et un engorgement inflammatoire du testicule gauche. Cependant ces nouveaux accidens cédèrent peu à peu aux mêmes moyens qui avaient été employés précédemment ; mais ce soulagement ne fut
pas de longue durée.

Les premiers jours de Janvier 1825, Viola se plaignit de nouveau de douleur à la vessie, de bouche
amère, de disposition au vomissement, et de fièvre
qui revenait chaque jour à quatre heures de l'après-
midi, accompagnée de frissons entre les épaules. Un
émétique soulagea l'estomac ; des sangsues et des fomentations apaisèrent les douleurs de la vessie ;
mais la fièvre continua le soir. On soupçonna que la
présence de la pierre l'entretenait ; le professeur Vaccà n'attendait plus, pour en faire l'extraction que, la
fièvre eût un peu diminué, et que le malade eut repris un peu de calme et de courrage. Mais en réfléchissant ensuite que ce mouvement fébrile continuait
quoiqu'il n'y eût ni douleur, ni aucun signe de sup-
puration intérieure, on voulut essayer de le traiter
comme une intermitente, associée à l'irritation de la
vessie, d'autant mieux que le malade était complètement apyretique le matin. Dans cette vue le professeur Vaccà administra le piperin à la dose de douze
grains par jour, divisée en trois parties, donnant la
première trois heures et demie avant l'accès de fièvre,
et les deux autres de demi-heure en demi-heure.
Après l'usage du piperin pendant quatre jours, la
fièvre ne reparut plus, et le malade reprit un peu de
bien-être, autant qu'il était compatible avec son
état.

Profitant de ces heureuses circonstances, le professeur Vaccà pratiqua l'opération de la pierre le quatorze Février, quelques heures après avoir fait administrer un lavement. Il employa la taille recto-vésicale, telle qu'il l'indique dans son premier mémoire. La pierre était un peu plus grosse qu'une noix ordinaire, et à peu près lisse. Après avoir fait une injection d'eau de mauves tiède, dans la vessie, et avoir mis un peu de charpie, dans la partie la plus externe de l'incision, on remit l'opéré au lit et on lui prescrivit une saignée du bras de dix onces, parce qu'il n'avait perdu que quelques gouttes de sang dans l'opération. La diète et les boissons abondantes furent ordonnées. Vers une heure du même jour, il se manifesta de la douleur à la vessie, du gonflement à l'hypogastre, et de la fièvre ; on appliqua douze sangsues au-dessus du pubis, et des fomentations émollientes sur le bas ventre.

La fièvre ne fut pas forte, il y en avait peu le soir ; le passage de l'urine et surtout des matières fécales faisait éprouver de la douleur ; mais il ne survint rien de grave, ni le jour de l'opération ni les suivants.

Le cinquième jour, la plaie était détergée, sans gonflement. Le huitième elle fut touchée pour la première fois avec la pierre infernale. Le dixième il n'y avait plus du tout de fièvre : on permit un peu plus d'aliments. Les urines passaient en partie par la verge, et ne causaient plus de douleur.

Dès lors l'appétit augmenta, le sommeil était tranquille, les forces meilleures, et le malade commença à promener dans la salle.

Le vingt-sept de Mars, la plaie faite pour l'extraction de la pierre était parfaitement cicatrisée, mais la fistule ne guérit point et continua à livrer passage à une partie de l'urine. Enfin Viola sorti de l'hôpital le six Mai 1825.

Il est digne de remarque que Viola partit en embonpoint, exempt de douleur, et ne ressentant plus rien des engorgements douloureux des testicules, qu'il avait éprouvés deux fois pendant son séjour à l'hôpital, et plus souvent lorsqu'il était chez lui.

Doct. Cartoni.

Adam Nesti, enfant de douze ans, ne fut menacé d'aucun symptôme fâcheux après l'opération ; en peu de jours il fut en état de se promener et de retourner chez lui ; mais il lui resta une fistule, d'où il coulait encore de l'urine dix-huit mois après l'opération.

Il résulte donc de là, que j'ai exécuté la taille recto-vésicale trente fois ; que je n'ai perdu que cinq individus, en y comprenant les trois qui sont morts pour des causes indépendantes de l'opération ; que six sont restés fistuleux : qu'aucun d'eux n'a eu d'affection grave des testicules, qu'on doive attribuer à la lésion des conduits éjaculateurs, puisque chez Viola, elle dépendait évidemment de la présence de la pierre dans la vessie.

Un tel résultat, dans les mains d'un chirurgien qui a pour maxime, très-mauvaise suivant quelques-uns, de ne pas choisir ses cas, de tout hasarder pour sauver la vie des malades, qui opère non-seulement lorsqu'il y a probabilité, mais seulement quelque possibilité de réussir ; est certainement très-favorable à la taille recto-vésicale, et prouve le peu de danger qu'elle fait courir à la vie.

Cependant six fistuleux sur trente opérés, est une trop grande proportion ; je ne suis point non plus satisfait des résultats obtenus par le professeur Giorgi, bien plus heureux puisqu'il n'a eu qu'un seul fistuleux sur vingt-huit opérés. Le seul professeur Cavara, s'il ne comptait pas les observations des autres, pourrait croire que la taille recto-vésicale n'expose pas à la fistule. La taille latérale bien exécutée a sous ce rapport des résultats certainement plus favorables.

=

NOTE II.

Nous ne pensons pas devoir mettre en discussion une proposition échappée dans la chaleur de la dispute, au savant professeur Scarpa. Il n'a surement pas prêté une attention suffisante à mes écrits, comme il arrive trop souvent aux hommes d'un grand génie et toujours occupés de recherches graves ; il s'uppose que j'avais conseillé de ne pas inciser la prostate ailleurs que dans la partie antérieure, et soutient alors avec beaucoup de raison, que l'incision partielle de cette glande rend difficile l'extraction de la pierre. Mais lorsque j'eus prouvé, en citant plusieurs passages de mes mémoires, que j'avais conseillé précisément le contraire, il objecta, que cette glande ne pouvait pas être incisée, dans la taille recto-vésicale, en suivant les règles que j'avais données. Ce qui doit paraître singulier c'est que cette assertion fut goûtée et trouvée juste par quelques chirurgiens. Comment se pourrait-il qu'un bistouri introduit dans le sillon du cathéter, et guidé par une main habile, ne pût tailler la prostate en entrant ou en sortant de la vessie? Et comment pourrait-on ne pas la diviser en portant le bistouri boutonné sur le doigt introduit dans la vessie, chose que j'ai si clairement couseillée?

Cette seconde objection me fit soupçonner qu'en décrivant le procédé opératoire, j'avais indiqué quelque mouvement de main qui devait empêcher l'incision du col de la vessie et de la prostate; mais en relisant ce que j'écrivais alors, je ne vois pas que j'aie mérité ce reproche. En m'adressant à des chirurgiens et non à des étudiants, je disais : *il* (le chirurgien) *pousse ensuite avec la main droite le bistouri jusque dans la vessie en suivant la cannelure du cathéter, et il incise le col et la prostate, plus ou moins amplement, suivant l'idée qu'il se sera formée du volume de la pierre* (1), et j'ajoutais que si cela ne réussissait pas dans la première incision, il fallait le faire dans une seconde avec le bistouri boutonné introduit dans la vessie sur le doigt indicateur.

En admirant avec toute l'Europe le savoir du professeur Scarpa, je ne puis croire qu'il n'ait pu inciser la prostate du sommet à la base, en le voulant;

______

(1) *Mémoires sur la méthode* etc., page 46 de la traduction.

n'ayant aucune raison de suspecter sa bonne foi , je
ne puis supposer qu'il l'ait fait pour trouver un défaut capital dans la méthode ; je persiste donc à croire
que lorsqu'il publia ses planches , il n'avait jamais
incisé la prostate, non parce qu'il n'avait pu le faire,
mais parce qu'il avait réellement cru que j'avais conseillé de ne le pas faire.

EXPLICATION DES TABLES.

L'objet de ces planches, simplement ébauchées,
n'est pas de montrer aux anatomistes des parties in-
connues, ni de leur rappeler toutes celles qu'ils con-
naissent déjà ; elles ont spécialement pour but de donner une idée exacte de la position de la vessie urinaire,
de l'intestin rectum , et de leurs relations entr'eux et
avec les os du bassin ; de mettre eeux qui n'ont pas
fait une étude approfondie de l'anatomie, à même
d'entendre avec clarté, ce que j'ai dû dire relative-
ment à la nouvelle méthode et à celles auxquelles j'ai
cru devoir la comparer. Les vaisseaux , les nerfs , les
muscles , etc. , qu'on trouve tracés dans les grands
ouvrages d'anatomie, spécialement dans le troisième
fascicule de la grande anatomie de Mascagni, n'ont
pas besoin de nouvelles planches. Mais il n'existait
pas, que je sache, une planche qui eût pour objet de
faire voir ce que j'ai cru devoir montrer.

PLANCHE I.

Fɪɢ. 1. Représente de profil la vessie urinaire, la prostate , la portion membraneuse de l'urètre, le
bulbe, l'intestin rectum, dans leur position res-
pective. Le seul os innominé gauche a été enlevé,

excepté la petite portion qui forme le corps du pubis.

a Le côté gauche de la vessie.

b La partie latérale gauche de la prostate.

c La portion membraneuse de l'urètre.

d Bulbe de l'urètre.

e Portion de l'urétère gauche.

f Portion de la vésicule séminale gauche.

g Intestin rectum, dont les parois sont distendues par du coton, ce qui le fait paraître plus rapproché de la prostate.

h L'ouverture de l'anus, environnée des fibres superficielles du sphincter externe qui se prolongent en avant vers le périnée et en arrière vers le coccix, réunies en faisceaux.

i Portion du corps du pubis gauche, près de son articulation avec le droit.

l La pointe du coccix.

m La tubérosité ischiatique droite, recouverte de la graisse et des téguments.

n Ligament qui fixe la prostate, et partie de la portion membraneuse de l'urètre, à la symphyse du pubis.

o Ligne qui marque les limites de l'incision externe. La limite postérieure est invariablement fixée au faisceau de fibres qui partent de la partie antérieure de la marge de l'anus et qui appartiennent au sphincter externe, qu'on peut même couper en travers pour faciliter le mouvement de l'intestin vers le coccix, dans les cas de pierre énorme. La limite antérieure n'est pas fixe, le chirurgien pouvant rendre la plaie plus ou moins étendue de ce côté.

Fɪɢ. 2. Le couteau à languette, représenté dans ses dimensions.

a La petite languette.

Fɪɢ. 3. Le cathéter, qui diffère un peu de l'ordinaire, parce qu'il est presque droit vers l'extrémité qui pénètre dans la vessie.

PLANCHE II.

Fɪɢ. 1. Fait voir la face postérieure et inférieure de la vessie, les vésicules seminales, une portion des conduits déférents, la prostate par sa face postérieure, la portion membraneuse de l'urètre et son bulbe également vus par derrière. L'objet de cette figure est de montrer l'espace qui reste postérieurement entre les conduits déférents et sur les côtés externes des vésicules séminales, espace où le couteau, en dépassant les limites de la prostate et du col de la vessie, pourrait arriver sans blesser nécessairement les cellules de l'une d'elles.

a Partie postérieure et inférieure de la vessie.

b La partie postérieure et inférieure de la prostate, ses parties latérales, ses limites antérieures et postérieures.

c La portion membraneuse de l'urètre, vue par la face inférieure et postérieure, en partie cachée par le bulbe.

d Bulbe de l'urètre.

ee Vésicules seminales.

ff. Canaux déférents.

Fɪɢ. 2. La vessie ouverte par sa partie antérieure, et par son col; la prostate écartée dans sa partie antérieure et supérieure, ainsi que la portion de l'urètre qu'elle renferme; la partie membraneuse de ce conduit, le *verum montanum*, l'ouverture des conduits éjaculateurs communs. L'objet ici est de faire voir le petit espace qui sépare ces deux conduits, et celui beaucoup plus vaste qui existe sur leur côté, toujours cependant sur la paroi inférieure de l'urètre; sur lequel ceux qui craignent la blessure des conduits éjaculateurs communs, peuvent porter l'incision.

a La cavité de la vessie.

bb Les ouvertures des urétères.

c Col de la vessie.

dd La prostate divisée dans sa partie supérieure et antérieure.

e Verum montanum avec l'ouverture des conduits éjaculateurs communs dans lesquels on a introduit de très-petits stylets. Les points montrent leur direction et l'espace qu'ils laissent entr'eux.

f Ligne qui indique le point dans lequel l'incision doit tomber pour éviter avec certitude les conduits éjaculateurs.

g Bulbe de l'urètre.

Fɪɢ. 3. La cuiller pour la taille vagino-vésicale vue en face.

a Superficie légèrement concave.

b Partie de la même surface un peu convexe.

c Manche de la cuiller.

Fɪɢ. 4. Le même instrument vu de profil,

a Surface plane.

b Surface concave dans laquelle doit se cacher le
museau de tanche.

c Manche de l'instrument qui fait un angle obtus
avec le reste de la cuiller.

Fɪɢ. 5. L'intrument très-connu de Thomas, ouvert.

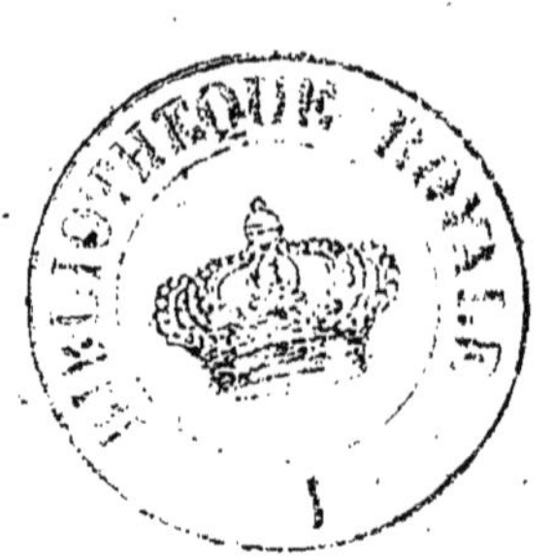

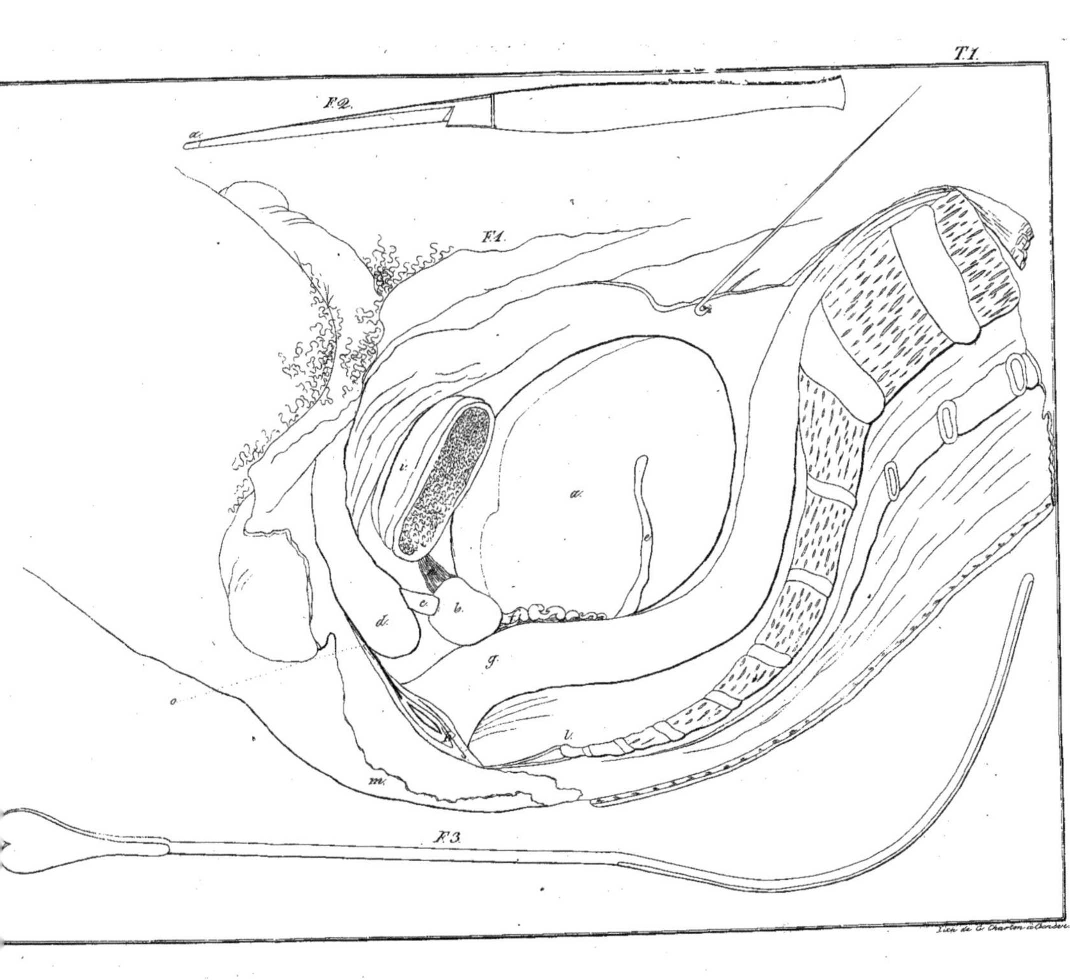

T.1.
F.2.
F.1.
F.3.
Lith. de G. Charton à Chinon.